ETUDE

SUR

L'OBLITÉRATION DE L'AORTE ABDOMINALE

PAR

EMBOLIE OU PAR THROMBOSE

PAR

J.-X. MEYNARD

Docteur en médecine de la Faculté de Paris.

PARIS

LIBRAIRIE COTILLON

F. PICHON, SUCCESSEUR, IMPRIMEUR-ÉDITEUR,

Libraire du Conseil d'État et de la Société de Législation comparée,

24, RUE SOUFFLOT, 24.

1883

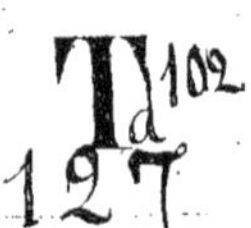

ÉTUDE

SUR L'OBLITÉRATION DE L'AORTE ABDOMINALE

PAR

EMBOLIE OU PAR THROMBOSE

ETUDE

SUR

L'OBLITÉRATION DE L'AORTE ABDOMINALE

PAR

EMBOLIE OU PAR THROMBOSE

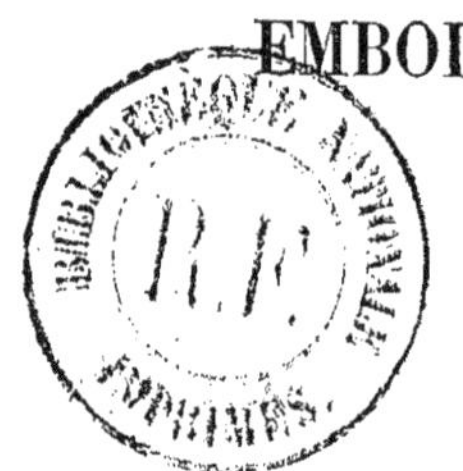

PAR

J.-X. MEYNARD

Docteur en médecine de la Faculté de Paris.

PARIS

LIBRAIRIE COTILLON

F. PICHON, SUCCESSEUR, IMPRIMEUR-ÉDITEUR,

Libraire du Conseil d'État et de la Société de Législation comparée,

24, RUE SOUFFLOT, 24.

1883

ÉTUDE

SUR L'OBLITÉRATION DE L'AORTE ABDOMINALE

PAR

EMBOLIE OU PAR THROMBOSE

CHAPITRE PREMIER.

INTRODUCTION. — APERÇU HISTORIQUE.

L'oblitération de l'aorte abdominale par embolie ou par thrombose se produit le plus souvent au niveau de la division de ce vaisseau en iliaques primitives.

Les auteurs qui se sont occupés de ces accidents sont d'accord sur ce point. MM. Charcot et Ball (1), disent en parlant de ces oblitérations : « ce serait presque toujours à la portion inférieure de l'aorte que se rencontrerait l'occlusion par thrombose. » Ces auteurs ajoutent un peu plus loin : « C'est au niveau de la bifurcation du vaisseau que les obstructions de ce genre (par embolie) auraient naturellement le plus de tendance à se produire. »

Les oblitérations complètes de l'aorte abdominale

(1) In *Diction encycl.*, t. V.

n'ont donné lieu qu'à un petit nombre de travaux, ce qui s'explique, malgré l'intérêt que présentent de semblables lésions, par leur peu de fréquence.

MM. Charcot et Ball (1) insistent sur cette rareté : « Il est assez rare, disent-ils de trouver sur le trajet de l'aorte une *thrombose oblitérante*, mais les caillots pariétaux y sont assez fréquents, surtout lorsque la surface interne du vaisseau est dépolie et rugueuse. » Et à propos de l'embolie ces auteurs écrivent : « Il est assez rare, en raison du calibre exceptionnel du tronc aortique, de rencontrer à l'intérieur de ce vaisseau des caillots migratoires, cependant on comprend qu'à la rigueur des fragments détachés d'une tumeur pulmonaire, des masses solides développées au sein des cavités gauches du cœur pourraient quelquefois s'arrêter dans l'aorte elle-même. » On voit par ces citations que l'obstruction de l'aorte abdominale, qu'elle soit due à une thrombose ou à une embolie est un fait assez rare. Aussi avons-nous cru qu'il ne serait pas sans intérêt de prendre pour sujet de notre thèse l'étude d'une oblitération de l'aorte abdominale que nous avons eu l'occasion d'observer dans le service de notre excellent maître M. le professeur Potain.

Il s'agissait d'une femme récemment accouchée, qui au moment de son entrée ne présentait que les

(1) *Loco citato.*
(2) *Idem.*

symptômes d'un embarras gastrique de médiocre intensité. Bientôt survinrent d'autres symptômes très graves qui firent porter à M. Potain le diagnostic suivant : « Endocardite ulcéreuse, d'origine puerpérale ; transport embolique d'un coagulum sanguin dans l'aorte abdominale et paraplégie consécutive. »

L'autopsie de cette malade que nous avons pu faire sous la direction de M. du Castel vint légitimer ce diagnostic.

Nous avons cherché à rapprocher de cette observation les faits analogues que nous avons trouvés dans les différentes publications périodiques.

L'accident auquel avait succombé la malade dont l'observation fait le fond de ce travail avait été une oblitération de l'aorte par embolie, néanmoins nous avons préféré étudier en même temps que les embolies de l'aorte abdominale les oblitérations par thrombose, parce que dans la plupart des observations que nous avons pu réunir, l'interprétation a souvent été difficile, et que les auteurs qui les ont publiées ont hésité avant de se prononcer en faveur d'une embolie ou d'une thrombose.

Mais nous n'irons pas plus loin, et nous n'étudierons point le rétrécissement congénital de l'aorte, ni les modifications que ce vaisseau aurait subies par le fait d'un anévrysme ou d'une tumeur.

Ces différentes lésions ne nous intéresseraient qu'autant qu'elles auraient produit une oblitération de l'aorte par embolie ou par thrombose.

Nous prions notre maître M. le professeur Potain de nous permettre de lui offrir ce travail, faible hommage de notre reconnaissance.

Nous avons été encouragé à traiter ce sujet par M. du Castel, médecin des hôpitaux ;

Qu'il reçoive ici le témoignage de toute notre re connaissance pour la bienveillance qu'il n'a cessé de nous montrer pendant le cours de nos études.

Que M. le docteur Quénu, chirurgien des hôpitaux nous permette de le remercier aussi de tout cœur de ses excellentes leçons et de ses bienveillants conseils.

Nous sommes heureux de pouvoir offrir nos sentiments de profonde gratitude à M. le docteur Thomas, bibliothécaire de la Faculté. Nous n'oublions pas combien sa complaisance bien connue nous a été utile.

Nous remercions aussi notre jeune ami M. Colin, étudiant en médecine, de l'aide qu'il a bien voulu nous prêter pour la traduction de quelques-unes des observations citées dans notre thèse.

Il faut arriver jusqu'en 1818, pour trouver dans les auteurs un exemple d'oblitération complète de l'aorte.

Thomas Goodisson nous paraît être en effet le premier auteur qui ait décrit de semblables lésions. Nous devons ajouter que dans ce cas on ne put avoir de renseignements sur la marche de la maladie.

En 1835, parut un document remarquable, nous voulons parler de fameuse observation due à Barth.

Plus tard, en 1846, M. Goubaux (1), étudiait l'obstruction de l'aorte postérieure chez le cheval, et en 1856, M. Bouley s'est occupé de la même question.

M. Hervieux (3), dans son traité des maladies puerpérales a analysé trois observations d'oblitération de l'aorte abdominale survenues chez des femmes récemment accouchées, observations empruntées aux auteurs anglais.

En 1876 (4), M. Chvostek, a publié un travail sur la thrombose et l'embolie de l'aorte abdominale.

Enfin, en 1881 (5), MM. du Castel et Barié ont fait paraître une étude clinique sur les embolies de l'aorte.

C'est avec l'aide de ces travaux et des faits observés par nous-même, que nous allons essayer d'élucider le point de pathologie qui fait le sujet de notre thèse.

---

(1) In *Recueil de méd. vétér. prat.*

(2) *Nouveau dict. méd. et chir. vétér.*, t. II.

(3) *Traité des maladies puerpérales.*

(4) *Allg. Wien. med. Zeit.*

(5) *Arch. génér. de médec.* 1881.

ANATOMIE PATHOLOGIQUE.

A l'ouverture du cadavre il est souvent difficile de reconnaître si les lésions de l'aorte sont dues à l'embolie ou à la thrombose. Un examen minutieux des pièces anatomiques n'est même pas toujours suffisant, et, ce n'est qu'en s'appuyant sur l'évolution clinique de la maladie qu'on arrive à une conclusion.

Les autres lésions existant parfois hors de l'aorte sont aussi d'un grand secours.

Le caillot obturateur de l'aorte a toujours été trouvé à la bifurcation de ce vaisseau. La raison en est simple, et quand il s'agit d'oblitération par embolie, facile à déduire des dispositions anatomiques.

Le changement de direction et de calibre qu'éprouve le vaisseau au niveau du point où il se bifurque a pour conséquence la formation d'une sorte d'éperon contre lequel le caillot ou les débris des végétations vont buter. Leur nombre et leur volume peuvent déterminer leur arrêt en ce point malgré la force du courant sanguin, et dans ce cas le processus pathologique de l'oblitération est des plus nets et des plus simples.

Dans les cas d'oblitération par thrombose, on ne trouve plus de lésions suffisantes pour expliquer le transport d'un embolus parti ordinairement du cœur, mais l'aorte est malade, il y a eu formation d'un caillot sur place, il y a eu thrombose. L'oblitération a ancore son siège au niveau de la bifurcation.

Pour Barth (1) la raison de cette localisation se trouve dans une disposition anatomique. C'est dans la partie comprise entre la bifurcation et l'origine de la mésentérique inférieure que l'aorte fournit les artères les moins volumineuses. C'est donc à cet endroit pel que lcaillot doit avoirlus de facilité à se former.

Les parois de l'aorte sont alors altérées, couvertes de plaques athéromateuses plus ou moins irrégulières contre lesquelles ce sang va en quelque sorte se fouetter ; elles sont souvent épaisses, friables. Parfois l'aorte adhère aux parties voisines. Le caillot est ortement uni à la membrane interne.

Dans les cas d'oblitération par embolie le cœur gauche contient des caillots, des végétations, des kystes. Les lésions qui caractérisent l'inflammation de l'endocarde sont plus ou moins développées.

Qu'il s'agisse d'une embolie ou d'une thrombose faltéralion des tissus peut nous faire comprendre comment l'oblitération a pu se produire.

Et cependant nous pensons qu'il ne faut pas refuser toute influence, non plus à l'état des parois du cœur ou de l'aorte, mais à l'état du sang lui-même.

Vogel a admis que dans certaines conditions le sang contenait non seulement plus de fibrine qu'à l'état normal (hyperinose) mais encore que cette fibrine était plus coagulable.

---

(1) *Arch. génér. de médec.* 1835.

M. G. Sée (1) pense que dans certaines maladies il existe une plasmine pouvant avec plus ou moins de facilité se dissocier en deux éléments (fibrine concrète, fibrine dissoute) qui se partagent d'une façon variable sa composition.

M. Vulpian (2) insiste sur la qualité du sang « qui a, dit-il une grande influence sur la coagulation, et plus le sang contient de fibrine plus il a de tendance à se coaguler. C'est ce qu'on observe dans les phlegmasies, le rhumatisme artitulaire aigu, *l'état puerpéral, toutes les cachexies.* »

La facilité avec laquelle le sang se coagule chez les femmes en couches pourrait déjà nous faire songer à la possibilité de voir chez elles se produire des accidents semblables à ceux que nous étudions. L'état puerpéral semble en effet avoir une influence assez grande sur la production de ces accidents; à côté de l'état puerpéral nous trouvons les fièvres graves (pneumonies, érysipèle, rhmatisme articulaire aigu).

Dans ces cas il existait bien des lésions vasculaires ou cardiaques, mais on peut se demander si les coagulations se seraient formées, ou si elles auraient pris les développements atteints, sans les modifications qui se sont passées au sein de la masse sanguine.

---

(1) *Path. expér. des anémies.*

(2) Cours de 1874, in *Ecole de médecine.*

Quel que soit son mode de production l'oblitération est le fait capital des lésions qui nous occupent. Son étendue est fort variable. Elle a pu remonter jusqu'aux piliers du diaphragme. Obs. XIII, et descendre jusque dans la pédieuse droite, Obs. X. Dans d'autres cas le caillot a été trouvé un peu au-dessous des artères rénales, Obs. III; un peu au-dessous de la mésentérique supérieure, Obs. VI-IX. Enfin il était situé dans la plupart des observations un peu au-dessus de la bifurcation. Il est rare que le caillot descende aussi bas que dans l'Obs. X. Dans un cas cependant il se prolongeait jusque dans la tibiale postérieure droite et s'arrêtait quatre pouces au-dessus de la malléole (Obs. III). Dans les autres observations on a vu qu'il n'avait envahi que les fémorales, Obs. VI-XI-XVI, ou les iliaques externes, internes ou même seulement les iliaques primitives.

Le caillot descend toujours plus bas, soit à droite soit à gauche; à droite dans la plupart des cas. Dans l'Obs. X il se prolongeait à droite dans la pédieuse et s'arrêtait à gauche dans la fémorale. Dans l'Obs. III il se continuait jusque dans la tibiale postérieure à droite, et il cessait à gauche dans la poplitée. Enfin dans l'Obs. IV, l'iliaque primitive gauche n'était pas obstruée mais il y avait un caillot dans l'artère fémorale du même côté.

Le coagulum n'a pas partout la même organisation. Il est dur, lisse, décoloré au niveau de la bifurcation et ses extrémités sont recouvertes par des caillots cruoriques de formation moins ancienne.

Dans les cas d'embolie il est souvent possible de retrouver au milieu du caillot la concrétion qui a déterminé l'oblitération. Enfin il peut y avoir des coagulations isolées, dans le système circulatoire; par exemple dans l'artère rénale droite, Obs. XVI; à l'origine de la brachiale droite, Obs. III, dans cette artère et les artères radiale et cubitale à droite, Obs. VII.

On a également trouvé dans certains cas des caillots dans les veines : dans la veine fémorale gauche, Obs. VII, ou droite, Obs. X. Dans d'autres observations on a signalé des adhérences des vaisseaux avec les parties voisines.

Enfin on a noté dans quelques cas l'existence d'infarctus dans la rate et les reins.

Nous avons vu que la concrétion oblitérante était dure au niveau de la bifurcation. Dans l'Obs. III elle était rétractée à cet endroit, et, au-dessus, la partie postérieure du caillot était séparée de la paroi artérielle par une sorte de canal aplati qui ne se continuait point avec la portion dure. Mais au-dessous de la bifurcation il y avait une sorte de cylindre creux, interrompu par places et situé d'une façon irrégulière dans le coagulum.

On a remarqué plusieurs fois que le caillot se terminait par des lamelles de fibrine.

L'aorte peut suivre le caillot dans sa rétraction. C'est ce que prouve l'Obs. III dans laquelle nous voyons que ce vaisseau n'avait plus que le volume d'une grosse sonde uréthrale au niveau de la bifurcation. Les parois de l'artère étaient froncées et appliquées sur le caillot. Barth dit à ce sujet (1). « Le coagulum une fois établi dans la terminaison de l'aorte, les parois artériellesse sont contractées sur lui par cette loi du système vasculaire signalée par Hodgson, d'après laquelle lorsqu'il y a un obstacle au cours du sang dans un vaisseau, celui-ci se resserre graduellement jusqu'à ce que sa cavité s'efface et qu'il ne forme plus enfin qu'un cordon ligamenteux. »

Dans ce cas la tunique interne de l'aorte est fortement plissée. Ce résultat ne peut se produire qu'au bout d'un temps considérable. Chez la malade de Barth les accidents duraient depuis quatre ans, et la rétraction des parois de l'aorte et du caillot avaient eu le temps de s'établir. Nous ne retrouverons pas cette rétraction dans les autres observations.

L'aorte comme nous l'avons vu a souvent été trouvée athéromateuse. Dans l'Obs. III elle était d'un rouge livide, ses tuniques étaient épaisses et le caillot adhérait fortement à la tunique interne.

L'épaississement de l'aorte n'est pas nécessaire pour que le caillot présente des adhérences. Dans l'Obs. VI l'aorte n'avait point perdu son aspect lisse et le caillot était cependant uni aux parois. D'autres fois l'aorte adhère aux parties voisines par un exsudat (ex. : au niveau de la quatrième vertèbre lom-

(1) *Loco citato.*

baire, Obs. VII) et cependant le caillot est libre dans le canal de l'artère.

Quant à l'état de l'aorte au-dessus et au-dessous de l'oblitération il n'est pas toujours le même. Ainsi dans l'Obs. III l'aorte et toutes les artéres étaient d'un calibre inférieur aux moyennes ordinaires.

Au contraire Goodisson, Obs. II, a trouvé que les collatérales avaient pris un développement considérable, et c'est même à ce titre que le fait publié par cet auteur offre un véritable intérêt.

M. Jean a vu chez la femme de l'Obs. XIII une dilatation circonférentielle de l'artère à deux centimètres au-dessus de la bifurcation. Dans ce cas les lombaires étaient dilatées.

L'examen de l'aorte permet donc souvent de constater l'existence de lésions très nettes, celui du cœur va nous mettre en présence d'autres lésions dont l'importance n'est pas moindre, car elles paraissent, dans quelques cas, être les premières en date et avoir déterminé l'oblitération de l'aorte par embolie. Dans d'autres observations les lésions cardiaques semblent être le résultat de l'oblitération de l'aorte par thrombose.

Parmi les premières, on a trouvé tantôt une tumeur de la face supérieure et antérieure du cœur et des coagulations fibrineuses à l'origine de l'aorte, (Obs. IV); tantôt un anévrysme de la pointe du cœur, ou des excroissances sur les sigmoïdes de l'aorte, et, la pénétration de ces végétations sous forme de chou-fleur entre ces valvules. D'autres végétations existaient sur l'orifice auriculo-ventriculaire gauche.

Dans l'Obs. I, il y avait un caillot adhérent à la face postérieure de l'oreillette gauche qui pénétrait dans le ventricule. On trouva aussi des caillots intriqués aux tendons valvulaires, et une perforation sur la valve postérieure de la valvule mitrale. Dans l'Obs. XVI, l'orifice auriculo-ventriculaire gauche était rétréci, et la mitrale épaissie, mais encore lisse. Enfin, plusieurs fois on a constaté une hypertrophie cardiaque.

L'oblitération de l'aorte abdominale paraît susceptible de produire cette hypertrophie. Ce qui nous conduit à examiner les lésions secondaires qui peuvent être la conséquence de cette oblitération. On s'explique comment une augmentation de tension dans le système circulatoire peut résulter de l'obstruction de l'aorte, et comment cette augmentation de tension peut déterminer une hypertrophie consécutive.

Ces faits se rapprochent des expériences physiologiques dans lesquelles la ligature de l'aorte abdominale chez le chien (1), les grenouilles et les lapins a produit une hypertrophie du cœur gauche (2).

Outre ces lésions secondaires, il se produit souvent

(1) O. Beckmann, *Beitræge zur experimental Pathologie anal.*, in Schmits Jahrbuch, 1859, t. 103.

(2) Zielanko, *Patologish-anatomische und experimentelle Studen über hypertrophies der Herzen. Virchow archiv.*, t. IV, XXI.

des phénomènes gangréneux dans les membres inférieurs, qui paraissent dus au trouble profond de la nutrition.

L'oblitération de l'aorte abdominale est donc surtout la conséquence de lésions du cœur ou de l'aorte elle-même. Lorsqu'on se trouvera en présence de lésions comme celles notées dans les Obs. I et III on pourra se prononcer nettement pour une embolie ou une thrombose.

Mais il est des cas douteux où le cœur est peu ou pas malade, où les lésions de l'aorte sont peu marquées. On n'arrivera dans ce cas à se faire une conviction que par un examen approfondi des faits anatomiques, souvent même les souvenirs cliniques seront la base sur laquelle on fondera son opinion.

CHAPITRE II.

ÉTIOLOGIE.

L'oblitération de l'aorte abdominale, comme nous l'avons déjà dit, est une lésion rare. Nous en avons cependant réuni seize observations.

Nous n'avons pu, à notre grand regret, nous occuper des oblitérations des artères voisines; par exemple l'observation due à M. Bourdon. Dans ce cas l'iliaque primitive droite et l'iliaque interne gauche étaient obstruées chacune par un caillot, mais l'aorte n'était pas oblitérée.

Nous devons nous en tenir aux oblitérations mêmes de l'aorte abdominale et nous allons étudier les conditions dans lesquelles elles se produisent.

Si nous cherchons quelle est l'influence du sexe nous voyons que sur seize cas, on a trouvé neuf fois cette oblitération chez la femme et sept fois chez l'homme.

Quant à l'âge du sujet, il a varié beaucoup, les femmes étaient âgées de 30 à 58 ans ; les hommes de 21 à 56 ans.

Deux malades en effet avaient l'un 21 ans, et le

Nous devons à l'obligeance de M. Jallet une pièce anatomique dans laquelle l'iliaque externe droite est oblitérée. Nous regrettons de ne pouvoir donner l'histoire de cette oblitération.

second 22 ans. Le premier était un jeune soldat ne souffrant que d'un peu de gêne dans la respiration.

Les accidents chez ce jeune homme paraissent avoir retrocédé. Au contraire dans une autre observation nous voyons un soldat âgé de 22 ans être pris dans le cours de la convalescence d'un érysipèle et succomber.

Si nous écartons un instant ces deux observations nous voyons que ces accidents ont surtout de la tendance à se produire de 30 à 60 ans.

Il est assez intéressant de relever que la vieillesse ne prédispose pas à l'oblitération de l'aorte. Les sujets atteints avaient de 21 à 58 ans. Or, on sait que les lésions artérielles prédisposent à la thrombose et que ces lésions s'observent surtout chez les vieillards. C'était l'opinion de Bichat, et M. Moutard-Martin (1) admet qu'au-delà de 70 ans, les cinq sixièmes des vieillards présentent des ossifications de l'aorte ventrale qui seraient en grande partie cause de la gangrène sénile et du refroidissement des extrémités observés à cette époque de la vie.

Il semble donc qu'on devrait s'attendre à trouver des cas d'oblitération de l'aorte dans ces conditions. Il n'en est rien. Nous ne possédons pas d'observation de semblables lésions au-delà de 58 ans.

Le traumatisme ne paraît pas avoir d'influence sur leur production. Il semble que l'aorte, placée

(1) Moutard-Martin, *Dict. méd. et chir. pratique*, t. III, p. 745.

profondément, échappe à l'influence des causes qui peuvent amener la formation de caillots dans les iliaques primitives par exemple. Du reste il y a alors rupture des tuniques des vaisseaux et on n'est plus en présence de lésions dues à l'embolie ou à la thrombose.

M. Leudet (1) a trouvé des coagulations dans l'aorte d'une femme atteinte de cancer de l'utérus. Mais il ne semble pas y avoir eu oblitération du vaisseau.

M. Planteau (2) a rapporté l'observation d'un malade mort le quarante-troisième jour de son entrée dans le service de M. le professeur Verneuil. Chez ce sujet, à la suite d'une vaste brûlure du tronc on trouva la fémorale et l'iliaque droites oblitérées.

Il nous serait difficile de faire la part de ces états divers.

L'influence des professions n'est pas établie.

Nous savons déjà que le sexe paraît avoir une influence assez grande sur la formation des lésions qui nous occupent. Nous en dirons autant de l'état puerpéral qui peut être rangé au nombre des causes drédisposantes. Ainsi sur les neuf femmes qui ont succombé, quatre étaient des femmes récemment accouchées. L'état puerpéral prédispose à l'inflammation de la tunique interne des vaisseaux et favo-

---

(1) *Bull. Soc. anat.*, 1853, page 250.

(2) *Bull Soc. anat.*, 1876, mars.

rise de cette façon la production des coagulations oblitérantes.

D'autre part il est à remarquer que, sauf pour la femme de l'Obs. I, les couches n'avaient pas été normales. Pour cette femme on ne put avoir de renseignements précis sur ce qui s'était passé à ce moment, elle n'en avait point le souvenir ; ce qui arrive souvent.

Enfin il est bon de noter que les femmes des Obs. III-IV-X étaient à l'époque de leur ménopause, que la femme de l'Obs. III avait eu 14 enfants de 20 à 42 ans, que celle de l'Obs. IV avait eu 7 enfants.

Nous mettons à côté de ces états les conditions dans lesquelles se trouvent les malades atteints de fièvres graves (rhumatisme articulaire aigu, pneumonie, érysipèle, etc.)

On sait que l'artérite n'est pas absolument rare dans ces fièvres. M. le professeur Brouardel a signalé la production de ces lésions dans la variole, et nous avons pu voir plusieurs fois dans le service de M. le professeur Potain, des malades convalescents de la fièvre typhoïde, être atteints d'artérite sans coagulation. Ces malades n'avaient plus de battements dans les artères de tout un membre inférieur, le pronostic était cependant favorable, mais il n'y en avait pas moins un état inflammatoire manifeste des vaisseaux et à un degré léger quelque chose rappelant ce qui peut se passer dans des conditions infiniment plus graves.

Les causes que nous venons d'étudier ont une action considérable sur la production des lésions du cœur et même de l'aorte. Elles contribuent aussi à modifier la composition du sang. Toutefois, c'est surtout aux lésions du cœur et de l'aorte qu'il convient d'attribuer la plus grande part dans la production des oblitérations de l'aorte abdominale.

CHAPITRE III.

SYMPTOMATOLOGIE.

De tous les symptômes constatés dans les oblitérations de l'aorte abdominale, la paraplégie complète ou incomplète des membres inférieurs et *la cessation des battements artériels* ont une importance capitale. Il faut y ajouter les phénomènes gangréneux qui se montrent dans la plupart des cas. Les autres symptômes ne sont point pathognomoniques.

Nous pensons ne pouvoir mieux faire, pour donner un tableau fidèle des accidents observés dans le cours de cette affection, que de rapporter l'observation recueillie par nous dans le service de M. le professeur Potain, et, qui a été l'occasion de notre thèse. C'était bien un exemple incontestable d'oblitération par embolie. Nous étudierons d'abord les phénomènes notés dans ce cas et nous en rapprocherons ensuite l'histoire de la malade de Barth, qui est un type d'oblitération de l'aorte abdominale par thrombose.

Observation I (*personnelle.*)—(Embolie).

Victorine Loiseau, admise le 27 mars 1879 à la clinique médicale de l'hôpital Necker, service de M. le professeur Potain, est couchée au n° 26 de la salle Sainte Adélaïde.

Cette femme, âgée de 30 ans. est accouchée pour la troisième fois il y a 4 mois et demi. Les grossesses ont toujours été bonnes et son état de santé excellent.

Il y a cinq ou six jours elle fut prise de malaise, perte d'appétit, courbature, diarrhée peu abondante et dut cesser son travail. La veille de son entrée à l'hôpital elle eut une attaque de nerfs.

On constate actuellement une grande faiblesse, une teinte sub-ictérique peu marquée des sclérotiques, une langue grisâtre et une constipation qui dure depuis quatre jours.

23 *mars*. Prescription : Repos absolu et ipéca stibié.

25 *mars*. Plus de fièvre, l'appétit est bon. La malade songe à revenir chez elle.

28 *mars*. Six jours après son entrée. Le soir elle se plaint de douleurs vives dans les poignets et le coude droit.

29 et 30 *mars*. Même état, les douleurs ont un peu diminué.

31 *mars*. Vers 3 heures du soir la malade est prise d'un grand frisson avec fièvre et nausées. T. axill. 40° 4. Pouls 140. — Les souffrances les plus vives sont dues *à des douleurs lombaires avec fourmillements dans les membres inférieurs* que la malade a de la peine à remuer, mais dont la sensibilité est à peu près normale. Pensant à une extension du rhumatisme vers l'axe spinal M. Potain fait appliquer six ventouses scarifiées à la région lombaire.

1 *avril*. Etat plus grave. Face grippée, teinte terreuse des téguments, stupeur légère. T. axill. 39°4; pouls 120. — Les douleurs des poignets ont disparu ; mais les douleurs lombaires sont toujours vives. Enfin on constate une *paraplégie complète des membres inférieurs*.

A droite, paralysie absolue, refroidissement avec cyanose du pied et de la jambe, anesthésie, analgésie complètes depuis les orteils jusqu'au quart supérieur de la cuisse exclusivement. Pas de réflexe plantaire. Le membre soulevé retombe comme une masse.

A gauche, paralysie moins complète, il en est de même de la cyanose et du refroidissement. Enfin la perte de la sensibilité cesse au quart inférieur de la cuisse.

Les battements artériels sont supprimés dans les deux membres inférieurs et en déprimant les parois peu épaisses de l'abdomen on constate que l'aorte abdominale ne bat pas.

En déprimant la paroi abdominale on provoque une douleur qui de l'ombilic se propage un peu au-dessous du pubis, mais il faut pour cela rester exactement sur la ligne médiane.

Poumons : rien. Cœur : rien. Les bruits sont bien frappés, un peu éclatants même et très-réguliers.

L'état général est mauvais; diarrhée abondante, nausées fréquentes; dyspnée, 52 respirations par minute.

M. le professeur Potain tenant compte de ce que les battements artériels s'étaient brusquement supprimés dans les membres inférieurs d'une façon complète, indiqua comme siège du bouchon obturateur l'aorte abdominale.

L'absence de cachexie lui fit admettre une oblitération par embolie, que la soudaineté du début, les accidents puerpéraux, la marche infectieuse que prenait la maladie rendaient très-probables.

Aussi le diagnostic porté fut-il : Endocardite ulcéreuse d'origine puerpérale, transport embolique d'un coagulum sanguin dans l'aorte abdominale et paraplégie consécutive.

M. Potain se souvenant de quelques faits présentés en 1869 à la Société de biologie déclara que l'endocardite siégeait probablement moins sur l'orifice ou la valvule mitrale que sur la face postérieure de l'oreillette gauche. Fait que l'autopsie devait confirmer.

2 *avril*. Commencement d'eschare au sacrum, malgré l'emploi du matelas d'eau.

Matin T. axill. 40° 4, pouls 112.

Soir T. axill. 40° 8, pouls 112.

Le 3, matin T. axill. 39° 4, pouls 88.

Soir T. axill. 40° 8, pouls 144.

Un peu de chaleur revient au membre droit, mais la cyanose et l'anesthésie persistent.

4 *avril*. Diarrhée incoercible, incontinence d'urine. Cathétérisme : l'urine est rougeâtre et albumineuse, elle contient des hématies. — Dyspnée, 72 respirations. Rien aux poumons. Cœur : bruits normaux, bruit diastolique avec un timbre un peu éteint; pas de souffle. —Matin, T. 39° 2, P. 112; soir, T. 40° 4, P. 120.

5 *avril*. Des phlyctènes noirâtres se montrent sur la face dorsale des orteils du côté droit; au talon il y a un commencement de sphacèle.

La motilité est toujours abolie, la sensibilité paraît être moins complètement absente, elle est plutôt obtuse. La malade perçoit les contacts et les différences de température. (Contacts du doigt, de l'épingle, d'un vase chaud). — Matin, T. 39°, P. 120. — Soir, T. 40° 4, P. 124. — Respiration 72.

Le 6. Faiblesse excessive, face grippée, ballonnement du ventre, diarrhée incoercible. Urines rougeâtres. — Dyspnée; 72 inspirations. — Rien au cœur ni aux poumons. Subdelirium. — Matin, 39°. P. 100. — Soir, T. 40°. P. 120.

Le 7. Les membres paraissent reprendre un peu de sensibilité. — Sphacèle au talon droit. Matin, T. 38° 4. P. 124. — Soir, T. 40°. P. 132. — Respiration 48.

Le 8. Même état. Matin, T. 38°. P. 120. — Soir, T. 39° 6. P. 132.

Le 9. Mort à 3 heures de l'après-midi en pleine connaissance. Les bruits du cœur sont restés nets jusqu'à la fin. Autopsie faite le 11 avril.

Poitrine. — Nous trouvons des adhérences pleurales dans toute la hauteur des deux côtés et une congestion intense aux deux bases. Pas de tubercules ni d'infarctus.

Cœur. — Il y a quelques adhérences péricardiques. Le cœur droit est sain.

Cœur gauche . L'oreillette ayant été ouverte on trouve un caillot fibrineux ancien qui remplit la partie inférieure de cette cavité ; il adhère *à la face postérieure* et se prolonge à travers l'orifice auriculo-ventriculaire jusque dans le ventricule; il est absolument moulé sur le cône valvulaire qu'il remplit absolument.

L'orifice auriculo-ventriculaire étant examiné du côté du ventricule, on aperçoit le caillot se prolongeant de ce côté entre les tendons valvulaires auxquels il est intimement intriqué.

L'anneau une fois excisé on constate que le caillot adhère à sa partie postérieure et interne. A ce niveau l'endocarde est recouvert de petits points athéromateux et sa surface est dépolie. A la partie antérieure et externe de l'orifice, il reste entre l'anneau et le caillot une fente dans laquelle on pourrait introduire le manche d'un scapel, et par laquelle le sang pouvait s'écouler de l'oreillette dans le ventricule. Après avoir détaché le caillot de la valve postérieure de la mitrale on découvre à la base de cette valve une perforation parfaitement arrondie de 5 millimètres de diamètre environ, faisant communiquer l'oreillette avec le ventricule.

La valvule mitrale est épaissie. Le caillot était en voie de régression. Les valvules aortiques étaient suffisantes, mais injectées et un peu dépolies à la base.

Aorte. — Quelques points athéromateux à son origine. Au *niveau de la bifurcation l'aorte est oblitérée par un caillot fibrineux* plus alongé du côté de l'iliaque droite, où il se prolonge de 3 centimètres environ, que du côté de l'iliaque gauche où il ne se prolonge que de 1 centimètre. Les extrémités mousses sont recouvertes par des coagulations noirâtres de formation récente. Il n'y a pas d'adhérence du caillot aux parois du vaisseau.

Pas de coagulations dans les artères des membres. Distension considérable de la veine cave inférieure.

L'encéphale est normal.

Moëlle. — Les méninges rachidiennes sont très congestionnées au niveau de la région lombaire. La moëlle est congestionnée au même niveau. La congestion est plus marquée à l'union de la corne postérieure gauche et du faisceau radiculaire interne.

Cavité abdominale. — Poids du foie, 2750 grammes. La face supérieure adhère à la face inférieure du diaphragme. La consistance est ferme, élastique. Le foie paraît à la coupe granuleux (grains blancs faisant saillie sur un fond rouge); les canaux biliaires sont pleins de bile. Pas d'infarctus.

Reins. — Mous, pâles, décolorés, volumineux. — Poids, rein gauche 200 gram., rein droit 280 gram. Nombreux infarctus, dont un volumineux dans le rein gauche.

Pas de caillots dans les artères.

Rate. — Poids, 1300 grammes. Les deux tiers supérieurs sont durs, friables, congestionnés. Le tiers inférieur est moins congestionné, il n'est pas induré. L'artère splénique est oblitérée par un caillot ferme et fibrineux, mais deux petites artérioles indépendantes et restées perméables se rendent au tiers inférieur, ce qui explique la différence d'aspect des parties supérieures et inférieures de l'organe.

Examen histologique (1). *Endocarde.* — Sur les coupes

---

(1) Fait par M. du Castel.

de la valve antérieure de la mitrale, on trouve des lésions d'endocardite très-prononcées ; la valvule est le siége d'une infiltration embryonnaire diffuse aveç maximum très manifeste à la base, du côté de la face ventriculaire ; l'endocarde est très épaissi sur la face auriculaire et recouvert de petites végétations fibreuses entre lesquelles sont emprisonnées les coagulations fibrineuses. Le caillot présente dans ses couches profondes en contact avec la valve postérieure les caractères de la désintégration granuleuse.

La moëlle ne présente pas d'autre altération qu'une congestion intense.

Le foie est atteint de cirrhose veineuse, ses cellules sont ctériques : quelques-unes ont subi un léger degré de dégénérescence graisseuse.

Ce qui frappe d'abord dans cette observation, c'est le début brusque des accidents dans un état de santé en apparence satisfaisant. Ce début brusque paraît, du reste, être la règle quand il s'agit d'embolie.

La malade tout à coup souffre de douleurs lombaires et de fourmillements dans les membres inférieurs. Ces phénomènes douloureux se retrouvent dans d'autres observations sous forme de picotements, de tiraillements avec sensation de brûlure et lourdeurs au mouvement, de douleurs dans les membres inférieurs et à l'hypogastre, de douleurs dans l'aîne gauche et dans les membres inférieurs ; de douleurs dans le membre gauche seulement (Obs. IV).

Puis la paraplégie s'établit dans les membres inférieurs qui sont froids, raides, insensibles. Cette paraplégie peut manquer ou du moins être très incomplète.

Bientôt apparaît un nouveau symptôme dont l'importance mérite toute notre attention parce qu'il joue un rôle capital dans le diagnostic de la maladie, *c'est la cessation des battements artériels dans les membres inférieurs.* Toute pulsation cesse d'être perçue depuis la racine jusqu'à l'extrémité des membres. Dans un cas on a même constaté que l'incision ne donnait lieu à aucun écoulement sanguin. Le refroidissement des membres et l'apparition de la gangrène sont la conséquence de cette suppression de l'irrigation sanguine. Dans l'Obs. V, il n'y a pas eu de phénomènes gangréneux, il est vrai que le malade n'a pas succombé.

Le malade de l'Obs. XV a également vu son état s'améliorer et cependant il y avait eu des phénomènes gangréneux.

Il semble donc que ces accidents ne doivent pas être considérés comme des signes ne laissant plus d'espoir. Dans d'autres cas la rapidité de la marche de la maladie paraît n'avoir pas permis à la gangrène de se produire. (Obs. IX-XIV).

La mort arrive plus ou moins vite. elle a enlevé le malade de l'Obs. IX en 24 heures environ. La malade de l'Obs. I a résisté neuf jours, celle de l'Obs. VI un temps encore plus long, enfin le malade du docteur Gull au bout de trois mois a pu se livrer à des travaux peu fatigants, et le malade du docteur Chvostek marchait à la fin du deuxième mois avec l'aide de béquilles.

La prolongation de l'existence aurait une importance considérable au point de vue du développement de la circulation collatérale. Il est vrai que M. Chvostek n'a pas trouvé un développement sensible des collatérales. Cet auteur n'avait point du reste constaté la suppression complète des battements artériels, et il avait conclu à un rétrécissement de l'aorte. Il n'y eut chez son malade que de la parésie des membres inférieurs.

Au contraire la paralysie de la sensibilité et de la motilité semble avoir été complète chez le malade du docteur Gull, les sphincters mêmes étaient paralysés. Le pouls de l'aorte abdominale était supprimé, et cependant les mouvements redevinrent possibles. Le cours du sang dans les collatérales dilatées produisait une sorte de murmure.

Au moment de la mort on a vu parfois revenir un peu de sensibilité dansles membresparalysés.(Obs.I).

Ces deux observations permettent d'admettre la possibilité de faire rétrocéder les accidents ou tout au moins de les atténuer et de les rendre compatibles avec la persistance de la vie. Les accidents ont diminué à mesure que la circulation collatérale se développait chez le malade du docteur Gull; ce malade n'avait pas eu de phénomènes gangréneux, avons-nous dit. Il faut souvent compter avec le transport des produits septiques dus à la suppression des phénomènes de nutrition et dont la gangrène est une des conséquences.

La rapidité de la marche des accidents a paru plus grande dans les fièvres graves que dans les autres cas.

Pneumonie, mort en 24 heures (Obs. IX). Érysipèle, mort en 24 heures également (Obs. XII).

Dans les cas d'oblitération de l'aorte par thrombose les accidents atteignent ordinairement leur apogée beaucoup moins rapidement. Dans l'observation due à Barth (Obs. III), la malade avait depuis quatre ans des troubles de la marche, qui n'était possible qu'à la condition d'être interrompue par des repos successifs de dix minutes en dix minutes. Dans les derniers temps la malade pouvait à peine marcher. Elle eut à plusieurs reprises un peu d'œdème des membres inférieurs. Elle souffrait d'une grande oppression, elle eut des hémoptysies, les battements cardiaques étaient très irréguliers, enfin elle succomba à l'apoplexie pulmonaire.

Dans l'Obs. XIII la malade fut emportée par une diarrhée cholériforme. Pendant plusieurs années elle avait présenté des troubles de la marche, pouvant à de certaines époques faire son service d'infirmière et obligée à d'autres époques de rester couchée. Le repos rendait la marche de nouveau possible. Dans les derniers temps cette femme était devenue complètement paraplégique. Dans l'Obs. XI on a rapporté les faits constatés chez un homme de trente-deux ans, épuisé par des excès génésiques et obligé peut-être à une certaine activité cérébrale. Cet homme fut pris d'abord de palpitations violentes. Puis une gangrène sèche envahit les extrémités inférieures qui sont bientôt complètement momifiées et ne tiennent plus aux parties voisines que par les os.

Ce malade succomba avec des accidents tétaniques. A ce propos nous rappelons que Gendrin (1) admet que les excès vénériens prédisposent aux inflammations de la moëlle, par l'excitation anormale qu'ils déterminent à sa partie inférieure; et une cause déterminante survenant ils permettent alors le rapide développement de la phlegmasie.

Dans d'autres observations on a constaté des contractures qui paraissent dues à l'anémie de la partie inférieure de la moëlle.

Dans quelques cas la marche des accidents a été rapide, mais ils étaient survenus dans des états graves par eux-mêmes. (Obs. X, étranglement herniaire, Obs. XIV, bronchite, péricardite).

Dans les oblitérations dues à la thrombose, la sensibilité est plutôt diminuée que supprimée, ce qui s'explique par la durée des accidents qui est en général assez longue et qui a permis à la circulation collatérale de prendre une grande activité et de suppléer en partie à l'arrêt de la circulation dans les gros vaisseaux.

Il faut éliminer de ces observations celles dans

---

(1) Cité par Dujardin-Baumetz, *Thèse d'agrégation*, 1872, p. 49.

lesquelles la maladie a eu une marche rapide. Il s'est alors produit des phénomènes gangréneux.

L'exagération de la tension artérielle au-dessus de l'obstacle à la circulation peut donner lieu à des diarrhées incoercibles, à des hématuries, à des hématémèses plus ou moins abondantes.

En comparant l'allure que prend la maladie, quand elle a pour cause une thrombose ou une embolie, on voit que la production des accidents se fait d'une façon générale, beaucoup plus lentement dans les cas de thrombose que dans les cas d'embolie.

En effet le caillot autochthone se crée lentement, par l'addition de couches successives de fibrine, tandis que dans l'embolie un caillot parti par exemple du ventricule gauche va oblitérer brusquement l'aorte abdominale. Aussi dans l'oblitération par thrombose la suppression des mouvements et de la sensibilité est moins complète. Les symptômes observés dans les vaisseaux se rapprochent de ceux qu'on décrit dans le retrécissement aortique.

Nous avons vu dans l'Obs. III signaler des faiblesses dans les membres inférieurs, qui rendent la progression difficile et intermittente. Ces accidents connus sous le nom de claudication intermittente sont moins nets dans l'Obs. XIII. Ils ont d'abord été étudiés chez le cheval. On a observé que ceux de ces animaux, dont l'aorte postérieure était calcifiée, paraissaient au repos vigoureux, mais que si on les forçait à prendre le galop, ils présentaient bientôt un tremblement manifeste des membres postérieurs, (sorte de boîterie). Ce tremblement augmentait de plus en plus si le cheval continuait à courir et bientôt l'animal tombait, le train postérieur se dérobant en quelque sorte sous lui.

Au repos, la circulation des membres inférieurs est suffisante, mais quand l'activité musculaire augmente, un apport plus considérable est nécessaire, or le sang circule avec peine dans des artères athéromateuses et ne peut suffire à entretenir le travail musculaire, d'où impotence fonctionnelle. L'ischémie artérielle des muscles chez l'homme peut avoir les mêmes résultats.

M. le professeur Charcot (1) a observé des phénomènes de claudication intermittente (2) chez un homme, qui avait reçu trente-trois ans auparavant une balle dans le flanc droit. Pendant huit mois, il éprouva de la faiblesse, de l'engourdissement dans les membres inférieurs. La marche exagérait cet état et il survenait des douleurs sourdes, des fourmillements, des crampes et une raideur générale du membre qui refusait tout service.

Ces accès de paralysie douloureuse ne se montraient jamais spontanément, et, au bout de vingt minutes les fonctions du membre redevenaient possibles, pour s'arrêter au bout d'un quart d'heure environ.

---

(1) *Mémoire sur la claud. interm., Soc. de biol.*, 1858.

(2) M. Sabourin en a donné une monographie, thèse 1873.

A l'autopsie on eut l'explication de ces accidents. Une partie de l'iliaque primitive droite était occupée par un anévrysme et une autre portion était convertie en un cordon ligamenteux.

La malade de Barth avait présenté la même intermittence dans les fonctions des membres inférieurs, avec cette différence qu'elle n'avait eu ni crampes, ni raideur des membres.

La claudication intermittente peut donc servir à faire le diagnostic d'une oblitération de l'aorte abdominale par thrombose. Il serait intéressant de savoir si un des membres était plus faible que l'autre. On sait que dans les observations qui sont dues à l'oblitération par embolie, on a toujours trouvé un des membres plus profondément atteint que le membre correspondant.

Nous ne retrouvons point les phénomènes de la claudication intermittente dans l'oblitération par embolie. Dans ce cas, la marche des accidents est rapide, et ne permet pas d'assister aux modifications qui se produisent par le fait de la thrombose. Le début est brusque, la paraplégie est plus complète, les deux membres sont parfois transformés en blocs rigides, et la sensibilité diminue beaucoup plus, quand elle n'est pas abolie.

Le diagnostic se déduit donc de l'ensemble et de la marche des phénomènes cliniques.

CHAPITRE IV.

DIAGNOSTIC.

C'est le plus souvent dans le cours d'une affection grave qu'éclatent les accidents produits par l'embolie.

L'état antérieur n'a rien de bien spécial. Nous avons noté l'influence qu'on est en droit d'attribuer à la puerpéralité, aux fièvres graves. Mais nous ne trouvons dans ces maladies rien de particulier qui puisse nous mettre en garde contre le terrible danger qui menace le malade.

Dans l'Obs. I, les bruits du cœur étaient normaux avec un timbre peut-être un peu éclatant, mais sans trace de souffle.

Rien ne faisait prévoir que la vie de cette femme fût en danger.

On avait même constaté une amélioration des symptômes qui avaient été la cause de son entrée à l'hôpital, lorsque des douleurs se montrèrent dans les membres supérieurs, puis la paraplégie envahit les membres inférieurs où la malade avait déjà éprouvé des fourmillements. Dans d'autres cas il y eut des picotements, une sensation de brûlure, etc.

On peut se demander si la paraplégie complète ou incomplète, n'est pas due à une impotence fonctionnelle causée par la douleur. Mais alors les articulations sont douloureuses, il sera facile de s'en assurer. Il en sera de même pour les douleurs musculaires. On aura aussi à chercher dans les antécédents du malade, et, dans l'état actuel au point de vue des paraplégies qu'on rencontre dans l'hystérie.

Quant aux troubles des nerfs eux-mêmes par compression, il faudra songer chez les femmes récemment accouchées à la compression possible du plexus sacré, mais alors le ventre est très douloureux. Du reste la paraplégie qui résulte de toutes ces causes est bien rarement bilatérale.

Il restera toujours à faire l'examen des artères des membres inférieurs. La cessation des battements artériels une fois constatée, on tentera d'arriver jusque sur l'aorte abdominale. La cessation des battements artériels donnera la clef du diagnostic, et si on a constaté que l'aorte ne bat plus, on connaîtra le point où s'est arrêté le coagulum. Si on n'a pu faire cette constation, la cessation des battements dans les deux membres permettra de conclure que très probablement l'aorte est oblitérée au niveau de la bifurcation.

La brusquerie de l'attaque, l'absence d'athérome, de cachexie, souvent la jeunesse du sujet permettent de reconnaître que l'oblitération est due au transport d'un embolus.

Le bruit de souffle peut manquer, les battements du cœur peuvent paraître réguliers, sans qu'on soit en droit de rejeter la formation d'un caillot ou de végétations dans le cœur (1). On sait en effet que les affections organiques du cœur sans bruit anormal sont celles qui donnent le plus souvent lieu à des coagulations dans l'intérieur des cavités cardiaques. M. Potain rappelait dans une leçon clinique récente ce fait à l'occasion d'une femme atteinte de rétrécissement mitral, chez laquelle une endocardite étant survenue les bruits anormaux ont disparu ; à l'autopsie on a trouvé un caillot sur la face postérieure de l'oreillette gauche.

Les malades atteints de thrombose oblitérante résistent assez longtemps en général. La malade de Barth vécut quatre ans, celle de M. Jean deux ans. Le diagnostic est alors difficile. Les phénomènes si curieux de la claudication intermittente peuvent aider à faire le diagnostic, mais on ne les rencontre pas toujours. Ce ne sera donc que plus tard qu'on arrivera à se faire une opinion, quand la maladie aura évolué et aura déterminé des accidents tels que le refroidissement des extrémités inférieures et une paraplégie plus ou moins complète. Les collatérales parfois sont très développées et la vie reste possible avec des phénomènes de claudication intermittente. D'autres fois les collatérales sont oblitérées, le sang

---

(1) Potain : clinique du 4 avril 1879. — Potain : clinique du 30 nov. 1883. Il se fait une sorte de bourrelet qui atténue les bruits de cœur. (Voir pour l'explication de la production des bruits de souffle les expériences faites sous la direction de M. Potain et rapportées dans les *Arch. génér. de méd.* janv. 1881 par MM. du Castel et Barié.

reflue alors au-dessus de l'obstacle et la paraplégie est à peu près complète.

Les phénomènes de refroidissement, de paraplégie des extrémités, amènent à explorer les artères des membres inférieurs. On arrive par exclusion à conclure que les accidents sont le fait d'une thrombose oblitérante. Parfois l'existence de cordons durs arrondis peut faire songer à une thrombose ayant débuté par la périphérie.

On observe plus rarement l'œdème et la gangrène dans les cas dûs à la thrombose que dans ceux qui sont produits par l'embolie.

CHAPITRE V.

PRONOSTIC.

Il est très différent pour l'embolie ou au contraire pour la thrombose. Le pronostic de l'embolie est très grave. Nous avons cependant vu que dans deux observations la vie a persisté et que les accidents ont rétrocédé en partie.

La fragmentation du caillot semble possible, il en est de même de sa résorption plus ou moins complète. « Schlesinger a trouvé, chez une jeune fille de quinze ans un retrécissement tellement prononcé sur le trajet de l'aorte thoracique, qu'il se laissait difficilement traverser par une sonde étroite : au-dessus de ce point il existait une vaste dilatation ; au-dessous l'aorte reprenait son calibre ordinaire. De semblables lésions ont été rencontrées également à l'aorte abdominale : quelques auteurs les regardent comme congénitales, mais il est permis de supposer qu'après avoir renfermé un caillot obturateur qui a subi plus tard une résorption complète l'aorte est demeurée plus ou moius étroite au niveau de l'oblitération. »

Les observations V et XV, si elles sont vraiment des exemples d'oblitération de l'aorte abdominale

---

(1) *Dict. encycl. scienc. méd.*, t. V, page 580.

par embolie, diminuent un peu la gravité du pronostic de ces oblitérations. Le pronostic n'en reste pas moins très sombre.

Celui des oblitérations par thrombose est aussi très grave. Cependant en général dans ce cas l'interruption de la circulation n'est pas brusque et la circulation collatérale a le temps de s'établir.

Dans l'embolie, en dehors même des accidents, déjà si inquiétants, dans lesquels elle se produit, on voit souvent se produire des entérites dues aux troubles circulatoires qui sont survenus brusquement, des gangrènes qui résultent de la suppression de la circulation dans une grande partie de l'arbre circulatoire.

CHAPITRE VI.

TRAITEMENT.

La thérapeutique n'offre que des ressources peu puissantes pour lutter contre les lésions que nous venons d'étudier.

Cependant il convient de faire tous les efforts possibles pour atténuer au moins les accidents qui en sont la conséquence. On aura recours au début, et dans les cas aigus, à l'immobilisation.

Quand le caillot semblera s'être organisé, on conseillera au malade de s'abstenir avec soin des grands mouvements, des fatigues, des excès, en un mot de tout ce qui accélère la circulation.

Les douleurs seront calmées au moyen des narcotiques, des injections hypodermiques de chlorhydrate de morphine.

Il faudra favoriser la circulation dans les membres inférieurs par des frictions sèches et stimulantes. On enveloppera les membres d'ouate. On essaiera avec l'aide des alcalins de faciliter la dissolution du caillot et de modifier la qualité du sang.

Enfin on traitera la maladie primitive et on s'efforcera de rendre une énergie suffisante au cœur et de diminuer la résistance qu'éprouve le sang à circuler dans les vaisseaux.

CONCLUSIONS.

I. — L'oblitération de l'aorte abdominale par embolie ou par thrombose est un accident rare.

II. — L'oblitération par embolie est beaucoup plus grave que celle par thrombose :

Dans celle-ci, en effet, la circulation supplémentaire peut s'établir et compenser, au moins en partie, les troubles provoqués par la diminution du calibre de l'aorte et plus tard par son oblitération ;

Dans celle-là, au contraire, la terminaison fatale survient ordinairement à une époque trop rapprochée du début des accidents pour qu'une pareille compensation puisse s'établir. Ce résultat favorable ne paraît pas cependant être impossible.

III. — Dans l'oblitération par embolie les accidents observés sont la suppression complète des battements artériels, la paraplégie sensitive et motrice, des phénomènes gangréneux et quelquefois de la contracture.

Dans l'oblitération par thrombose, les accidents varient suivant que l'oblitération se fait rapidement ou lentement.

Dans le premier cas, dont les observations sont encore fort incomplètes, les accidents semblent se rapprocher beaucoup de ceux qu'on trouve dans les cas d'embolie.

Dans la seconde forme, les accidents sont bien moins accentués et consistent principalement dans des troubles de la motilité, ressemblant à ceux de la claudication intermittente.

IV. — L'embolie se rattache habituellement à l'histoire de l'endocardite avec concrétions sanguines; la thrombose s'observe à la suite d'aortite aiguë ou chronique.

Observation II (Résumée).

Oblitération de l'aorte à sa partie inférieure,
par Thomas Goodisson, de Dublin.

En procédant à d'autres recherches anatomiques, Goodisson découvrit chez une femme une oblitération de l'aorte. La concrétion oblitérante commençait dès l'origine de la mésentérique inférieure, descendait jusqu'à la partie moyenne de l'iliaque externe à gauche, et n'occupait à droite qu'un pouce de l'iliaque primitive. L'aorte adhérait fortement à la colonne vertébrale; il existait aussi des adhérences solides entre les veines et les artères iliaques. La concrétion calcaire située dans l'aorte était creuse, et contenait une masse (une cheville), ressemblant au tissu musculaire du cœur, dit Goodisson.

L'artère sacrée moyenne était transformée en un cordon ligamenteux et parut remplacée par un vaisseau dont on ne put trouver l'origine, l'aorte ayant été enlevée avant qu'on ne l'aperçut.

La mésentérique inférieure était diminuée de volume et oblitérée à son origine. Au contraire les lombaires étaient très dilatées, et, celles situées entre les quatrième et cinquième vertèbres de cette région avaient déterminé un agrandissement considérable du canal qui les reçoit.

Les spermatiques étaient volumineuses et flexueuses.

Le calibre des mammaires était augmenté. A gauche, avant de s'anastomoser avec l'épigastrique, la mammaire interne recevait une branche considérable provenant des intercostales. Elle était encore renforcée par une branche volumineuse qui partait de l'aorte entre la quatrième et la cinquième vertèbre lombaire. Enfin une branche plus

---

(1) In *Bull. de la Faculté*, 1818, n° 6.

petite s'y rendait à angle droit. Ces vaisseaux réunis conduisaient le sang dans l'iliaque externe par l'intermédiaire de la circonflexe iliaque.

A droite, il y avait quelques différences de volume et la direction des vaisseaux changeait bientôt. Une artère volumineuse, (correspondant à la petite artère signalée plus haut comme allant s'ouvrir à angle droit dans le tronc commun formé par la mammaire interne gauche et ses anastomoses), amenait à droite le sang dans l'iliaque externe.

L'aorte présentait à l'intérieur de nombreuses plaques calcaires.

A l'ouverture du péricarde on trouva une certaine quantité de liquide et des fausses membranes résistantes.

Les valvules sigmoïdes de l'aorte étaient légèrement enflammées. Les valvules mitrale et tricuspide étaient couvertes de végétations.

Le poumon droit contenait des tubercules et plusieurs cavernes.

Les autres organes étaient normaux.

On ne put avoir de renseignements cliniques sur ce sujet dont l'examen *post mortem* fut fait avec soin. On conclut à l'absence de toute atrophie des membres inférieurs et de toute cachexie.

Observation III (Résumée).

Observation d'une oblitération complète de l'aorte abdominale, par A. Barth.

Martoret (Etiennette), âgée de 51 ans, ouvrière en filet,

(1) In *Arch. gén. de médecine,* 1835, 2e série, t. VIII, p. 26 et suivantes.

d'une constitution de force médiocre, entre le 6 mars 1835, à l'hôpital de la Pitié, dans le service de M. Louis.

Elle eut 14 enfants de 20 à 42 ans, elle a cessé d'être réglée à 46 ans, et a eu une perte utérine, il y a deux ans et demi.

En 1812, étant sortie 8 jours après son septième accouchement, elle fut prise en rentrant chez elle de douleurs, de gonflement dans les membres qu'elle ne pouvait mouvoir, cela dura 18 mois.

En 1832, elle souffrit pendant 28 jours de vomissements, de crampes, on crut d'abord à une colique néphrétique, plus tard on crut à une attaque de choléra.

La maladie actuelle remonte à 4 ans. Elle a débuté sans cause connue par de l'engourdissement à l'extrémité pelvienne droite; quatre mois après le membre inférieur gauche est pris à son tour. Cet engourdissement dure plusieurs mois, se faisant sentir surtout pendant la marche et plus tard même au repos. Puis surviennent des palpitations pour lesquelles la malade a reçu des soins en 1832 et qui ont persisté. Quant à l'engourdissement il reparaît dès que la malade veut se livrer à la marche, de sorte que dans la dernière année de sa vie elle ne sort presque plus et que dans les rares fois qu'elle se rend encore à Paris, elle ne peut faire le trajet de la barrière d'Ivry à Paris, sans se reposer une cinquantaine de fois. Ce qui l'arrête ce ne sont point, dit-elle, ses palpitations, mais des douleurs, un sentiment de froid qu'elle éprouve dans les membres inférieurs.

Depuis 4 ans, la malade a eu des rhumes fréquents, elle éprouve de la gêne de la respiration, et, depuis 18 mois elle est obligée d'avoir la tête élevée dans son lit, et de se mettre parfois sur son séant. Il y a trois ans apparut un léger œdème des membres inférieurs qui dura une quinzaine de jours. Six semaines avant l'entrée de la malade à l'hôpital l'œdème reparaît. Depuis un an la malade dort mal, a des défaillances pendant la marche, elle n'a perdu connaissance qu'une fois lors du choléra. Les lèvres sont violacées, il y a de l'inappétence, de la constipation, et de l'amaigrissement.

A l'entrée de la malade à l'hôpital on constate outre la cyanose de la face, une teinte sub-ictérique moins marquée aux sclérotiques, la turgescence des veines du cou surtout à droite, et l'absence d'œdème. Les forces ne sont pas déprimées, mais les jambes se refusent à une marche un peu prolongée. — Le son est obscur, presque mat à la région précordiale. Impulsion forte du cœur, et, battements irréguliers avec un bruit de soufflet, dont l'instant ne peut être exactement déterminé. Pas de souffle carotidien. Respiration un peu accélérée. Le foie déborde les fausses côtes.

Le 8 *mars*. Respiration un peu plus haute. Expectoration de quelques crachats ressemblant à une dissolution de gomme, et, surmontés d'une écume aérée. La masse est coulante, un peu visqueuse. Impulsion de la région précordiale très-forte. Pas de souffle.

Le 9. Pouls 150. — Hémoptysie et 36 inspirations par minute.

Le 10 et le 11. Même état, la poitrine est peu sonore en avant. De plus à gauche on trouve un peu de râle sifflant à l'inspiration. En arrière râles sous-crépitants. Léger retentissement de la voix.

Du 12 au 15. Les lèvres sont violacées, la tête fortement élevée, les membres inférieurs présentent un léger œdème. L'hémoptysie, les palpitations, l'oppression (40 respirations par minute) continuent. Les battements du cœur, les pulsations sont très-irrégulières.

Enfin le 16, L'affaiblissement est extrême, l'hémoptysie est plus abondante, et, la mort arrive sans agonie.

Autopsie. — Œdème peu considérable des membres pelviens et de la partie inférieure des parois abdominales.

Tête. On trouve une infiltration sous arachnoïdienne bornée antérieurement à l'intervalle des circonvolutions, universelle en arrière. A une ligne de distance du corps strié droit, petite cavité aplatie, jaunâtre, tapissée par une membrane fine et ayant 2 lignes et demie d'avant en arrière sur une ligne de hauteur.

Poitrine. La plèvre gauche, contient un peu de sérosité. Pas d'adhérences, le poumon gauche est augmenté de densité. En arrière on trouve sur le lobe supérieur deux plaques noirâtres et une troisième sur le lobe inférieur. A la coupe elles présentent une substance grenue résistant sous le doigt; il s'en écoule un sang noirâtre non aéré. On trouve en outre près de la racine des bronches un point hépatisé. — Plèvre droite, adhérences sur toute la hauteur. Poumon volumineux, très pesant, présentant à la coupe deux ou trois points d'aspect grenu. Il s'en écoule un sang rouge peu aéré.

Estomac, intestin. Un peu de congestion.

Foie. Présentant une alternative de points couleur café au lait et violacés.

Rate. Assez volumineuse et adhérente au diaphragme.

Reins, Vessie, Utérus. Normaux.

Système circulatoire. — Le péricarde contient un peu de sérosité, sa surface interne est lisse, polie. — Le cœur est volumineux, d'une bonne consistance. L'orifice auriculo-ventriculaire droit est libre, la valvule tricuspide n'offre rien de remarquable. L'oreillette et le ventricule droits sont hypertrophiés, les cavités sont accrues. L'orifice ventriculo-pulmonaire est libre; les valvules sygmoïdes sont souples. — L'orifice auriculo-ventriculaire gauche est rétréci, la pointe de l'index ne peut le franchir, la valvule mitrale est rigide, épaissie. Le contour de l'ouverture présente antérieurement une induration cartilagineuse d'un volume égal à celui de la moitié d'un grain de café. L'oreillette gauche est augmentée d'un tiers, ses parois ne sont pas amincies. Les parois et la cavité du ventricule gauche sont aussi augmentées. — L'orifice aortique a 35 lignes de développement; les valvules sygmoïdes sont blanchâtres, épaissies. Celle située entre les orifices des deux artères coronaires offre près de l'insertion du bord flottant une induration du volume d'un grain d'orge.

L'aorte considérée à l'extérieur n'offre rien de remarquable jusqu'au niveau des artères rénales; au-dessus on voit qu'elle est convertie en un corps fusiforme, dur, ayant en haut 23 lignes de circonférence, 26 au milieu et qui va en se rétrécissant jusqu'à l'orifice de la mésentérique où il n'a plus que 17 lignes. Puis il se continue jusqu'à sa division sous la forme d'un cordon ferme, arrondi, du volume d'une grosse sonde uréthrale.

Le volume des artères iliaques primitives et de leurs branches est moindre, leur forme est arrondie et leur résistance plus grande.

Cette disposition s'étend aux crurales, cesse du côté gauche à un pouce au-dessus de l'arcade crurale, et disparait graduellement à droite au niveau de l'artère ploplitée.

L'aorte incisée dans sa longueur, on voit que sa surface interne est d'un rouge un peu livide; elle offre çà et là, près de son origine, au niveau des intercostales, de petites taches d'un blanc jaunâtre, de 2 à 6 lignes de surface, que l'on retrouve aussi dans les carotides et les sous-clavières. Ces plaques sont recouvertes par la membrane commune, et formées d'une couche mince, friable, adhérente à la face interne de la membrane moyenne.

La cavité de l'aorte est libre jusqu'à l'origine des rénales; à partir de ce point elle est occupée par une espèce de corps mou, rougeâtre, fibrineux, formé de couches non manifestement lamelleuses, ayant la forme de l'aorte dans cette portion de son trajet, adhérent à elle par son pourtour, si ce n'est à la face postérieure où il en est séparé par une espèce de canal latéral, aplati, qui a supérieurement quatre à cinq lignes de large, et se rétrécit graduellement, de manière à n'avoir plus que deux tiers de ligne au niveau de l'artère mésentérique inférieure. En ce point, le coagulum rougeâtre se continue en changeant insensiblement d'aspect, avec un tissu plus ferme, dur à inciser, lisse à la coupe, d'un gris rose, comme gélatineux et demi-transparent, homogène, sans structure apparente, lequel remplit toute la portion rétrécie de l'aorte. Une section transversale étant faite dans ce trajet, on voit les parois de l'artère froncées, de manière à former des plis saillants à l'intérieur, et contractées de toutes parts sur ce tissu qui leur adhère dans tout son pourtour, si ce n'est en un point très limité où existe entre lui et l'aorte un décollement très étroit qui semble se continuer supérieurement avec l'infundibulum indiqué, et disparaît inférieurement au niveau de la division de l'aorte.

En ce point, la substance décrite se bifurque et se continue de chaque côté dans les artères iliaques primitives, sous forme de prolongements de la grosseur d'une plume de corbeau, inégalement arrondis, ailleurs un peu aplatis, d'une couleur rosée, plus rouges en quelques endroits, fortement adhérents en certains points, assez faciles à détacher en d'autres, et offrant çà et là à leur surface une injection vasculaire assez fine. Ce tissu remplit le premier pouce (seul examiné), des artères hypogastriques, parcourt toute l'étendue des iliaques externes, et se termine à gauche à un pouce au-dessous du ligament de Fallope, en s'amincissant graduellement à son extrémité; du côté droit il traverse toute l'artère crurale, en envoyant dans la musculaire profonde un embranchement de deux pouces et demi, et un autre de trois lignes dans le premier rameau de cette dernière où il se termine par des lamelles; il se continue ensuite dans la poplitée, suit la tibiale postérieure jusqu'au tiers moyen de la jambe, puis diminue en ne formant plus que des lamelles qui disparaissent à quatre pouces de la malléole. La tibiale antérieure reste libre. Dans la poplitée gauche, on trouve également encore quelques couches minces, lisses, un peu plus épaisses qu'une feuille de papier, attachées aux parois de l'artère et s'enlevant avec la membrane interne.

Dans ce trajet, la substance indiquée offre des dispositions variables : dans l'iliaque primitive droite elle se présente, à une section longitudinale, sous forme d'une couche d'une demi-ligne d'épaisseur, adhérant à la paroi interne du vaisseau par sa circonférence, et ayant une surface interne lisse, polie, qui indique qu'elle formait un cylindre creux placé dans le tube artériel. Le tissu qui obstrue l'iliaque primitive gauche, est également parcouru par un canal placé plus ou moins exactement dans son centre. Ce canal se termine de chaque côté en cul-de-sac, à la bifurcation de l'aorte supérieurement, et cesse inférieurement au niveau de la division des iliaques. Il n'existe point dans le tissu qui bouche l'origine des artères hypogastriques et iliaques externes. Plus bas il reparaît dans ces dernières, formé par des parois d'épaisseur variable, disparaît dans la terminaison du coagulum placé dans la crurale gauche; se continue dans la crurale droite où il présente de nombreux orifices latéraux qui paraissent s'ouvrir dans les branches naissant au voisinage du ligament de Fallope. Il parcourt ensuite presque toute la longueur du tissu qui occupe la fémorale, irrégulièrement situé dans son épaisseur, parfois assez exactement placé dans son centre, s'interrompant en différents points, tantôt en s'ouvrant à la surface externe du coagulum, tantôt en quittant la direction de l'artère pour s'enfoncer dans le tissu qui obstrue les branches de cette dernière, se trouvant ainsi entrecoupé de distance en distance par des portions pleines de cinq à six lignes de longueur, pour reparaître plus bas d'une manière évidente. Il existe encore bien marqué dans le coagulum qui occupe l'artère poplitée, et qui en est parcouru dans presque toute son étendue. Plus bas, dans l'artère tibiale postérieure, on ne trouve plus que quelques lamelles sous lesquelles le stylet peut s'engager et qui ne forment point de canal régulier. Il n'en existe aussi que des portions incomplètes et formées par des lamelles, dans l'artère musculaire profonde... Le tronc cœliaque est libre, la splénique est incomplétement obstruée par des lamelles rosées, au-dessous de sa première branche qui est libre, le tronc de la mésentérique supérieure est oblitéré et ne présente qu'un pertuis laissant passer le stylet. Les deux rénales sont libres. Les deux lombaires supérieures sont libres et s'ouvrent dans l'espace du canal désigné plus haut. L'artère lombaire moyenne à droite offre la même disposition. Toutes les autres artères lombaires ont leur origine obstruée. Toutes sont vides. L'artère mésentérique inférieure est obstruée par un coagulum peu volumineux. — L'artère sacrée moyenne est libre mais son origine est obstruée.

L'obturatrice droite, la fessière gauche, sont libres. — La brachiale droite a son origine obstruée en partie par un tissu rougeâtre, analogue à celui des artères précitées, du volume d'un petit haricot et adhérent à la membrane interne de l'artère.

Le système artériel étant considéré dans sa *structure*, la membrane interne de l'aorte, dans sa partie supérieure, est lisse, transparente, très mince et donne des lambeaux de quatre à cinq lignes, sa tunique moyenne a une demi-ligne d'épaisseur et sa cohésion habituelle, sa membrane externe est mince, lâche et molle. Au niveau du coagulum rougeâtre, celui-ci adhère d'une manière intime à la membrane interne dont on ne peut l'isoler sans déchirure, de sorte qu'on ne peut mettre cette dernière exactement à nu, et qu'un lambeau détaché un peu plus haut entraîne avec lui le caillot qui lui paraît comme combiné. La membrane moyenne est, en ce point, d'un quart environ plus épaisse que supérieurement et un peu moins consistante ; la membrane externe y est fermée par un tissu cellulaire plus dense de l'épaisseur d'une feuille de papier. Dans la portion rétrécie, la membrane interne est épaissie, presque opaque et peu consistante ; la membrane fibreuse a (terme moyen) 2/3 de ligne d'épaisseur, et l'externe est formée par une couche de tissu cellulaire très dense, épaisse d'un quart de ligne.

Dans les iliaques primitives, la surface interne offre des plis longitudinaux très fins ; la membrane qui la revêt est moins transparente, plus épaisse et plus friable que dans la partie supérieure de l'aorte, et fournit des lambeaux de deux à trois lignes, la membrane moyenne, qui a le tiers de l'épaisseur de celle de l'aorte, est aussi plus molle et plus fragile.

La surface interne des crurales offre une espèce de froncement à plis perpendiculaires, indépendamment du plissement longitudinal indiqué dans l'iliaque primitive. La membrane interne est mince, à peu près complètement transparente, et donne des lambeaux de deux à trois lignes ; sa consistance semble un peu moindre dans la crurale droite.

La membrane moyenne offre moins d'un quart de ligne d'épaisseur, et la membrane externe est formée par un tissu cellulaire serré, au moyen duquel l'artère adhère fortement à la veine fémorale.

Dans les membres supérieurs, les axillaires sont lisses,

unies, et les brachiales un peu plissées dans les deux sens. Examinée dans la sous-clavière, la membrane interne est mince, transparente donne des lambeaux de trois lignes environ. La membrane moyenne a un peu moins d'un quart de ligne d'épaisseur.

La membrane interne de l'artère pulmonaire est très lisse, très fine, polie et transparente; elle donne des lambeaux de deux à trois lignes, sa tunique moyenne a un bon tiers de ligne d'épaisseur, et sa membrane externe est formée par une couche mince de tissu cellulaire.

Tout le système veineux est gorgé de sang noir.

Toutes les artères de premier ou de second ordre examinées ont présenté des mesures inférieures aux moyennes ordinaires.

Observation IV (Résumée).

Ymont (Pauline), est entrée dans le service de M. Gillette, hôpital Bon Secours, le 31 janvier 1848. Elle est âgée de 40 ans, et a eu sept enfants. Elle était habituellement bien portante. Chagrins récents. Il y a trois mois elle a senti ses jambes faibles, comme engourdies; la marche était impossible. Elle garda le lit trois semaines. Son état s'améliorait quand elle fut prise d'accès de fièvre revenant à intervalles inégaux. Cela dura cinq à six semaines. Puis on vit survenir une douleur vive à la région précordiale, de l'œdème et du refroidissement des membres inférieurs, surtout à gauche, de la douleur dans ces membres; depuis un mois la jambe gauche est refroidie. Il faut noter aussi des palpitations et des vomissements.

---

(1) M. Le Bret, *in Bull. Soc. anat.*, pages 130 et suivantes.

La malade à son entrée présente de l'œdème, de la petitesse du pouls. Un bruit de souffle à la base du cœur et au premier temps avec propagation dans les vaisseaux.

Léger épanchement à la base des deux côtés du thorax.

Jambe gauche : On constate de ce côté des eschares, des plaques gangréneuses, le pied est froid. Les premiers orteils sont violacés. Douleurs dans le membre. Quatre jours après son entrée, une vaste phlyctène se montre au talon gauche. Les plaques gangréneuses s'étendent; douleurs vives. La température baisse toujours. Mort.

Autopsie : Rien de particulier dans le membre inférieur gauche, jusqu'à un centimètre au-dessus de la naissance de la fémorale profonde. Là on trouve un caillot cylindrique long de 3 centimètres, les parois de l'artère sont épaisses.

Dans l'aorte abdominale on trouve un caillot qui part de la bifurcation, occupe l'iliaque primitive *droite* et se continue sur une longueur de deux centimètres dans l'hypogastrique droite. Ce caillot long de huit centimètres environ est cylindrique, d'aspect fibrineux, d'une consistance moindre à la partie inférieure.

Plèvres : un peu de sérosité.

Poumons : Œdèmatiés.

Cœur : A la face antérieure et à la partie supérieure se trouve une tumeur du volume d'un œuf de pigeon, située entre l'aorte et l'artère pulmonaire. On perçoit dans cette tumeur une fluctuation obscure, quelques piqûres en font sortir du pus mêlé à une matière jaune, comme tuberculeuse.

L'aorte est comprimée par la tumeur à ce niveau ; l'aorte contient au point où elle se courbe, un caillot adhérent fibrineux, qui occupe les deux tiers de la largeur de l'orifice, au-dessus des sygmoïdes, ne laissant à droite qu'un étroit passage pour la colonne sanguine. Les valvules ne semblent pas altérées.

Foie, tube digestif: Rien.

Rate volumineuse, la boue splénique offre une certaine consistance.

Au tiers supérieur, vers le bord tranchant, on trouve un tissu jaune clair, quelquefois marbré, qui examiné par M. Robin a été reconnu par lui comme *type de caractères tuberculeux.*

Le kyste indiqué plus haut avait probablement la même nature.

Rein droit: Hypertrophié. Il présente les caractères de la néphrite albumineuse. Décortiqué on voit un piqueté en étoiles. La substance corticale est injectée.

Rein gauche: ramolli, présentant des taches claires çà et là; ce sont des granulations tuberculeuses.

Observation V (Résumée).

Cas de paraplégie par suite de l'oblitération de l'aorte abdominale, par Gull.

J,.. B... âgé de trente-quatre ans «shipivright» au dock de Wolwich, porte avec l'aide d'autres ouvriers de lourds fardeaux, et comme il a six pieds de haut c'est lui qui supporte la plus grande partie de ces fardeaux.

En mars 1855 travaillant le tronc courbé en avant il est pris subitement de douleurs à la région lombaire. Après quelques minutes de repos cette douleur disparaît, mais elle reparaît dès que J... B... veut reprendre son travail et elle s'étend aux jambes qui sont engourdies. Bientôt survient une paralysie de la sensibilité et de la motilité. La paralysie gagne les sphincters.

Après quelques jours la sensibilité revient et le malade

In *Guy's hosp. rep. third, séries,* vol. 3, page 311, 1857.

peut faire quelques pas. L'amélioration continue, mais la marche reste incertaine et l'usage des jambes provoque de la faiblesse et de l'engourdissement.

C'est à ce moment qu'il est amené dans le service du docteur Gull.

La colonne vertébrale ne présente rien de particulier. Mais il y a un bruit doux de soufflet le long du dos surtout à l'angle inférieur de l'omophate du côté gauche. — Pas de douleur sur le trajet des nerfs intercostaux. — Matité dans les points où le souffle s'entend le mieux.

A la partie antérieure de la poitrine, au-dessous du tiers inférieur du sternum, il y a un bruit de soufflet prolongé qui ne s'entend bien que dans ce point.

Le pouls de l'aorte abdominale est supprimé.

Les jambes sont amaigries, il n'y a pas d'œdème ni de turgescence veineuse.

L'artère épigastrique droite est volumineuse, ses pulsations sont visibles sur une étendue de deux pouces. Du reste les artères du dos et de l'abdomen ont augmenté de volume. — A la limite postérieure de l'aisselle de chaque côté il y a une sorte de plexus artériel.

A la partie postérieure on trouve que les artères des 2e, 4e, 5e, espaces intercostaux sont plus volumineuses au dos et sur les côtés du tronc qu'à l'abdomen.

L'aorte abdominale, les fémorales et leur branches ne battent plus.

Le murmure qu'on entend dans le dos peut être attribué en grande partie au cours du sang dans les nombreuses anastomoses artérielles sous-cutanées. Le malade a été repris plusieurs fois de faiblesse et d'engourdissement dans les jambes. Cependant ses forces reviennent peu à peu. Les pieds sont encore froids, humides. Malgré un aspect languissant et un amaigrissement notable, le malade peut marcher et faire un travail pas trop fatigant.

Le pouls des artères des extrémités supérieures est plein, bondissant. L'impulsion cardiaque a augmenté de force. Il n'y a pas d'oblitération veineuse.

Le malade est resté environ trois mois dans le service du docteur Gull et son état s'est amélioré à mesure que la circulation collatérale se développait.

Observation VI (Publiée par le Dr Risdon Bennet).

Oblitération de l'aorte abdominale. — Concrétions sanguines dans le cœur gauche. — Gangrène des deux extrémités inférieures.

Femme de 33 ans, admise à l'hôpital Saint-Thomas par les soins du docteur Risdon Bennet. Bonne santé antérieure.

Plusieurs semaines avant sa dernière couche, qui eut lieu deux mois avant son admission, elle avait éprouvé de la faiblesse, de la dyspnée, de l'œdème des jambes, un point de côté à gauche et de temps à autre des palpitations. Jamais elle n'avait souffert de rhumatismes.

Accouchement laborieux. Rétablissement imparfait. — Quinze jours avant l'admission, douleur dans la poitrine et dans le bras gauche. Une semaine plus tard, syncope suivie d'affaiblissement de la vue et de toux légère avec expectoration spumeuse et sanguinolente.

Au moment de l'entrée à l'hôpital, état très-grave; mais on ne découvre rien qui puisse expliquer ces symptômes alarmants. Cependant les battements du cœur sont tumultueux, faibles et irréguliers, suivis d'un bruit variable. En

---

(1) Hervieux, *Traité clinique des maladies puerpérales*, pages 1814 et suivantes.

outre, il y a enflure du cou-de-pied, douleur et sensibilité dans les extrémités inférieures.

Le 5, trois jours après l'entrée à l'hôpital, la jambe gauche paraît comme affectée de *phlegmatia alba dolens*. Elle est douloureuse, plus pâle qu'à l'état normal ; à mesure qu'on approche du pied, sa température est plus basse que dans le reste du corps.

Au bout d'un jour ou deux, mêmes symptômes dans le membre du côté opposé ; puis les orteils des deux pieds se rident et deviennent comme parcheminés.

13 *août*. — Gangrène des deux membres ; apparition de quelques phlyctènes sur les cuisses ; absence de pouls dans les artères fémorales, même au-dessous du ligament de Poupart.

3 *septembre*. — Symptômes typhoïdes, 6, mort.

Autopsie. — Amincissement des parois du ventricule gauche et dilatation notable de sa cavité comme s'il y avait un commencement d'anévrysme diffus.

Cette cavité ne contient pas de caillots, mais à la pointe du ventricule se trouve un kyste ou polype partiellement adhérent. Un autre exactement semblable existe dans le ventricule droit. Ces polypes sont ramollis au centre et remplis de matière puriforme. L'aorte est vide jusqu'à l'origine de la mésentérique supérieure. A partir de ce point jusqu'à son extrémité inférieure, elle renferme un caillot qui présente différents degrés de transformation. A la bifurcation de l'aorte ce caillot est très ferme et adhère plus fortement au côté gauche qu'au côté droit du vaisseau. Les artères iliaques primitives, externe et une partie de l'interne, sont oblitérées, ainsi que la fémorale, jusqu'à deux pouces au-dessous du pli inguinal. Le coagulum adhère très-fortement aux parois artérielles, mais lorsqu'on l'en détache, la tunique interne n'a pas perdu son poli. Le caillot était en voie de ramollissement sur différents points, plus spécialement dans l'aorte. Au microscope ces concrétions présentent les mêmes caractères que les caillots ou kystes polypiformes contenus dans le cœur. Chacune des veines fémorales contient un petit caillot de formation récente. Toutes les artères qui procèdent de l'aorte et qui sont comprises entre la mésentérique supérieure et la fémorale profonde sont oblitérées dans une certaine étendue. Les nerfs cruraux participent à l'épaississement et à l'état inflammatoire des parties environnantes. Dépôts fibrineux et purulents dans les deux reins. Les autres organes sont sains.

Observation VII (Publiée par le docteur Simpson).

Oblitération de l'aorte abdominale. — Excroissances polypiformes sur les valvules aortiques. — Gangrène des orteils. — Mort. — Autopsie.

Primipare. Accouchement prématuré. La malade va bien pendant trois semaines, au bout desquelles surviennent des symptômes de fièvre rémittente et de diarrhée, en même temps que se produit une légère hémorrhagie.

Aussitôt après, douleurs comme névralgiques dans la jambe droite, puis dans la gauche où elles persistent et deviennent par intervalles très-violentes.

Sept semaines après la délivrance, douleur subite et sensibilité dans l'aîne gauche. A cette époque on perçoit un bruit très-accentué pendant la systole du cœur. Pas de rhumatismes antécédents. Quelques jours plus tard, le pouls du bras droit se supprime brusquement.

Le lendemain, exploration attentive des artères des extrémités inférieures. Aucune pulsation appréciable dans

---

(1) Hervieux, *in loco citato*, p. 815, etc.

l'artère fémorale gauche ou ses branches. Pouls très-faible dans la fémorale et l'iliaque droites, lequel disparaît au bout d'un ou deux jours, de telle sorte que les pulsations artérielles ont cessé dans tous les membres, excepté dans le bras gauche. Elles reparaissent faiblement quelques jours avant la mort dans la radiale droite.

Enfin dans le membre inférieur gauche, qui a toujours été le siége de douleurs excessives, survient une gangrène des trois premiers orteils, dix semaines après l'accouchement. La mortification n'a pas dépassé ces limites quand la malade, s'affaiblissant graduellement, succombe quelques jours après.

Autopsie. — Examen du cœur : l'orifice aortique est obturé par une masse provenant d'une excroissance valvulaire et qui occupe tout le calibre de l'artère. Cette production est composée de trois parties adhérentes à chacune des valvules semi-lunaires. La valvule gauche ne présente qu'une excroissance relativement petite à la partie moyenne de son bord libre. La végétation, qui naît de la valvule droite, constitue la plus grande portion de la masse morbide ; celle qui procède de la valvule postérieure a des dimensions moyennes.

La totalité de la production paraît être de formation récente ; elle est très friable et granuleuse. Sur chaque valvule le nodule d'Arantius sert comme de noyau à la masse morbide. Il semble que chaque végétation se soit originellement développée entre les replis séreux des valvules, et secondairement se soit épanouie comme un chou-fleur dans la cavité du vaisseau. Les orifices, les artères coronaires sont exempts d'altération. — Sur le bord de l'orifice auriculo-ventriculaire gauche, il y a une multitude de petites excroissances ou caroncules rouges, du volume d'un grain de sagou, mais évidemment de même nature que les masses volumineuses qui siégent sur les valvules aortiques. La surface péricardique du cœur est saine.

L'aorte au niveau de la quatrième vertèbre lombaire et les vaisseaux iliaques ont contracté de solides adhérences avec les parties voisines à l'aide d'un exsudat.

L'aorte est oblitérée à son extrémité inférieure par une masse volumineuse, irrégulière, composée d'éléments semblables par la consistance et l'aspect général aux végétations développées sur les valvules aortiques. Cette masse s'étend plus de deux pouces au-dessus de la bifurcation de l'aorte, formant un cône dont le sommet est dirigé en haut, en même temps que de sa base partent des prolongements qui s'enfoncent de chaque côté dans les iliaques primitives. Elle est molle, libre d'adhérences avec les parois vasculaires et recouverte d'une couche de sang noirâtre, à travers laquelle on voit saillir des portions de tissu granuleux, de couleur différente, mais offrant à l'œil nu une ressemblance frappante avec les excroissances valvulaires du cœur.

Dans l'artère iliaque primitive droite on trouve quelques concrétions isolées, non recouvertes de sang, mais libres, de couleur grise et d'apparence granuleuse.

Les iliaques externes sont occupées par une matière grise et puriforme, et ça et là, mêlées à cette matière, de petites granulations semblables à la masse granuleuse située au-dessus.

A droite, cet état inflammatoire de l'artère s'étend jusqu'au ligament de Poupart, mais à gauche il se prolonge deux pouces plus bas. A gauche l'origine de la fémorale profonde est obturée par une petite masse granuleuse.

Deux pouces au-dessus de l'artère iliaque interne gauche, une masse pulpeuse obstrue le vaisseau, et un pus jaunâtre occupe l'espace compris entre ce point et l'origine de l'artère.

Toutes les tuniques des vaisseaux oblitérés sont épaissies et la membrane interne, en contact avec les masses oblitérantes, a une couleur profondément rouge.

Dans les artères iliaques externes la tunique interne a pris une couleur rouge sale.

Deux pouces au-dessous du ligament de Poupart, la veine fémorale gauche renferme un caillot fibrineux.

La partie inférieure de l'artère humérale droite présente un état inflammatoire à quelques égards semblable à celui des artères iliaques. On ne découvre dans sa cavité aucune parcelle des végétations cardiaques, mais à l'embranchement des artères radiale et cubitale, on voit une masse pulpeuse adhérente à la membrane interne du vaisseau et paraissant être un petit fragment granuleux détaché de l'excroissance valvulaire, fragment imbibé de pus.

L'artère humérale jusqu'au niveau du petit pectoral, et les artères radiale et cubitale dans une étendue de plusieurs pouces, sont tout à fait oblitérées et représentent de petits cordons fortement adhérents aux tissus voisins à l'aide d'un exsudat plastique.

En examinant au microscope une parcelle de la masse valvulaire, on la trouve constituée par des granulations graisseuses libres, entremélées de quelques cellules granuleuses et de corpuscules sanguins. La matière purulente et sanguine déposée dans l'aorte et les autres artères au voisinage des masses oblitérantes fourmille de globules de pus, tandis que ces masses elles-mêmes sont principalement composées de granulations graisseuses, de globules sanguins et de cellules granuleuses, comme l'excroissance située sur les valvules cardiaques.

L'utérus n'est altéré ni dans sa cavité, ni dans ses parois. La rate est pulpeuse et diffluente, excepté en un point où il y a une petite masse de consistance caséeuse et de couleur gris blanchâtre.

Les autres viscères sont sains.

Observation VIII.

Oblitération de l'aorte abdominale (1). — *Gangrène des extrémités — Mort. — Autopsie.*

Une femme des environs de Dalkeith accouche de son premier enfant après un travail prolongé. Quinze jours après, elle est transportée à l'infirmerie d'Edimbourg pour une gangrène aigüe et douloureuse des extrémités inférieures. Marche rapide de la gangrène qui gagne jusqu'aux cuisses. Production de phlyctènes. Mort trois ou quatre jours après l'entrée à l'hôpital.

Autopsie. — Pas d'altération du cœur, de ses parois, de ses valvules ou de ses cavités. Un pouce et demi au-dessus de la bifurcation de l'aorte, bouchon fibrineux qui oblitère complètement l'artère et se prolonge dans les iliaques primitives, et sur une étendue d'un à deux pouces dans les iliaques externes. Le caillot envoie aussi un prolongement dans l'iliaque interne gauche, tandis que l'ouverture de l'iliaque interne droite est simplement fermée par la masse qui occupe l'iliaque primitive.

L'extrémite supérieure du coagulum aortique est aplatie et unie par quelques filaments fibrineux aux parois artérielles. Dans l'aorte, la masse fibrineuse est solidement adhérente aux tuniques du vaisseau, lesquelles sont épaissies, et il semble qu'au niveau du point enflammé le calibre du conduit soit rétréci.

L'adhérence des concrétions oblitérantes est prononcée dans l'iliaque gauche; dans la droite le conduit artériel est libre de toute adhérence.

L'extrémité inférieure du coagulum dans chaque artère iliaque externe ne se termine pas brusquement, mais se continue sous la forme d'une couche de fibrine, disposée en manière de pseudo-membrane, sur la tunique interne du

---

(1) Hervieux, *loco citato.*

vaisseau, à droite dans une étendue d'un pouce et demi. Les artères fémorales sont saines, ainsi que les veines des membres.

Observation IX.

Un homme de 50 ans, venu à pied à l'hôpital pour une pneumonie droite, fut subitement pris de picotements dans les membres inférieurs depuis l'aîne jusqu'à la plante des pieds ; après quelques minutes survint une sensation de froid et d'engourdissement ; après une demi-heure le malade se trouvait dans l'impossibilité absolue de mouvoir les membres inférieurs. Les artères fémorales ne battaient plus et l'incision de la peau ne donnait lieu à aucun écoulement sanguin.

Les extrémités inférieures à partir de l'épine iliaque antérieure étaient pâles, froides, raides, insensibles. Le malade mourut le jour suivant à trois heures de l'après-midi.

A l'autopsie, on trouva un anévrysme de la pointe du ventricule gauche rempli par une coagulation fibrineuse. A cinq centimètres au-dessous de la mésentérique supérieure se trouvait un bouchon fibrineux effilé par en haut et rouge à la pointe, rouge gris dans ses parties inférieures, adhérant à la paroi. Il siégeait immédiatement au-dessus de la bifurcation de l'aorte sur laquelle il était à cheval ; il remplissait la lumière du vaisseau et se prolongeait dans les deux artères iliaques et dans leurs divisions.

---

(1) Hijelt, *Virchow Jahrb.*, 1871, obs. résumée.

Observation X (Publiée par M. Pozzi). — Résumée.

Hernie mésentérique ancienne, entérocole récente étranglée ; persistance des symptômes d'étranglement après l'opération par suite du renversement de l'intestin sous le repli mésentérique.

X..., blanchisseuse, 58 ans, entre le 7 janvier à l'hôpital des Cliniques avec une hernie crurale droite étranglée.

Cette femme a porté un bandage pendant 10 ans, mais elle a cessé de le porter depuis 18 mois. Le 2 janvier elle a été prise de coliques, vomissements. Le lendemain, même état. Les selles sont supprimées. Un médecin appelé fait des tentatives de taxis, elles sont sans résultat.

La malade entre à l'hôpital le 7 janvier. Facies grippé. Apyrexie complète. Extrémités cyanosées et froides. Adynamie profonde. Vomissements fréquents sans odeur fécaloïde. Ventre modérément gonflé.

On trouve à l'examen une tuméfaction mal limitée, située au-dessous du ligament de Fallope. On a affaire à une hernie crurale arrivée à son troisième degré. (Richet.)

Lundi, 8 janv. Opération : A l'ouverture du sac il s'écoule un peu de liquide fétide, une portion graisseuse se présente on l'incise et au-dessous d'elle, au fond du sac on trouve une pointe de hernie intestinale, formée par une petite anse pincée dans une partie seulement de son calibre, présentant tous les signes de la mortification.

Elle est excisée, rien ne sort. Le doigt montre cependant qu'il n'existe pas de constriction au niveau du sac ou de l'anneau. On croit à une paralysie momentanée de l'intestin et on panse à plat.

Rien ne sort par l'anus artificiel. Les vomissements continuent.

---

(1) *In Bull. Soc. anat.*, janv. 1872.

Mardi 9. Une sonde introduite à 10 centimètres de profondeur dans le bout supérieur donne issue à un verre de liquide analogue à celui des vomissements. Mais au bout d'une demi-heure une débâcle se fait, non par la sonde, mais autour d'elle. Ce sont des matières d'un caractère fécaloïde bien accusé qui inondent le lit de la malade. Un soulagement marqué en résulte, il n'est que de courte durée. Les vomissements continuent jusqu'au soir.

A ce moment la malade se plaint de ne plus sentir sa jambe droite. Tout le membre inférieur de ce côté est froid marqué de taches livides et entièrement insensibles de sa racine à son extrémité.

On l'enveloppe d'ouate. Le membre abdominal gauche ne présente rien de notable.

Dans la nuit il se produit du délire.

Mercredi 10. Le délire continue, aspect cyanosé. Les extrémités sont refroidies, mais tandis que les membres supérieurs ont conservé leur sensibilité, les *deux membres inférieurs sont entièrement froids et insensibles.*

Le côté gauche présente en outre des marbrures livide comme le côté droit, mais moins prononcées.

Mort, à onze heures.

Autopsie. — Cavité abdominale. Intestins distendus par les gaz, injectés, fortement agglutinés par de fausses membranes molles ressemblant à du pus concret.

Au moment où l'on soulève avec précaution le lambeau des parois abdominales, qui correspond à la région inguino-crurale droite, l'intestin se détache de la plaie où il n'était que faiblement accolé. En relevant le paquet intestinal, on voit que le petit bassin contient environ un verre de liquide fécaloïde qui a bien évidemment coulé du bout supérieur. incomplètement fixé au pourtour de la plaie abdominale. L'anse herniée appartenait à la terminaison de l'iléon à onze centimètres au-dessus de la valvule iléo-cœcale.

L'intestin à ce niveau présente une perte de substance qui l'a détruit complètement jusqu'au mésentère dans une étendue de 6 centimètres. Les bords en sont gangrenés; la mortification ne se prolonge pas sur le bout inférieur; de sphacèle au contraire remonte sur le bout supérieur, suivant une ligne oblique qui, partant de la perte de substance, traverse la face inférieure de l'intestin pour aller rejoindre, au bout de 9 centimètres, l'insertion du mésentère. La portion du repli péritonéal qui répond à cette dernière partie de l'intestin est largement échancrée de 5 centimètres, à bords nets, produits par les ciseaux pendant l'opération.

Il est évident que c'est cette portion du mésentère qui a été prise pour une première anse intestinale et excisé durant l'opération. Il est impossible au milieu du détritus gangréneux qui existe au niveau de l'anus artificiel, de découvrir l'agent précis de l'étranglement. La hernie est bien une hernie crurale. L'épiploon est éloigné de la plaie de plus de 10 centimètres, et la traction la plus énergique ne peut l'amener à son niveau. Son bord inférieur est intact; il n'a certainement jamais fait partie de la hernie.

Les vaisseaux fémoraux ne sont séparés de la plaie que par une épaisseur de moins d'un centimètre.

La veine renferme des caillots cruoriques mous, dans une étendue de dix centimètres.

L'artère, au contraire, est remplie par un caillot dans toute son étendue. *Il remonte en haut dans l'aorte abdominale* ; et en bas il se termine dans la pédieuse un peu avant qu'elle perfore le premier espace intermétatarsien.

La portion aortique du caillot est fibrineuse, décolorée, adhérente à ces parois; elle oblitère son calibre dans une étendue de trois centimètres et demi, et se termine par une extrémité effilée qui n'a pas moins de 5 centimètres de longueur. Sa base est à cheval sur la bifurcation des deux iliaques primitives dans lesquelles elle se prolonge, en perdant son aspect fibrineux au bout d'un centimètre.

A gauche pas de caillot dans la veine ; *dans l'artère caillot cruoriqne mou, qui s'étend de l'aorte à la partie iupérieure de la fémorale et cesse un peu au-dessus de la fémorale profonde.*

Observation XI.

Présentée par M. Dupuy à la Société anatomique.

X.., âgé de 32 ans, artiste dramatique, d'une constitution débile et sujet à des palpitations violentes se livre, pendant les deux mois qui suivent son mariage, à de nombreux excès de coït, suivis de palpitations qui l'ont obligé à garder la chambre. Aussitôt après leur disparition, le malade a commencé à éprouver des fourmillements dans les pieds, et peu à peu se sont développés tous les signes d'une gangrène sèche des deux extrémités inférieures. Il se fait alors transporter à la Maison municipale de santé où il se présente dans l'état suivant.

Les deux extrémités inférieures sont complétement momifiées, ne tiennent plus que par les os aux parties restées nanes et par conséquent sur le point de s'éliminer. Les plaies présentent du reste un aspect satisfaisant et boursoignent, assez activement.

Au niveau de la fesse gauche, on voit un vaste *eschare* sur le point de se détacher.

Les mouvements des membres inférieurs sont conservés ; la sensibilité — en dehors des parties sphacélées bien entendu — est normale.

---

(1) In *Bull. Soc. anal.*, nov. 1872.

Les battements ne sont plus perceptibles dans les deux artères iliaques et fémorales : celles-ci donnent au toucher la sensation de cordons indurés qui roulent sous le doigt.

Le malade quoique assez fortement anémié, présentait une certaine force de résistance et offrait encore quelques chances du guérison, lorsque le 26 mai, il fut pris d'accidents tétaniques.

Traité par les injections de chlorhydrate de morphine, à la dose de 8 à 15 centigrammes, poussées dans l'intérieur même des muscles contracturés, il traîna encore cinq jours et succomba le 30 mai 1872.

La thermométrie donna les résultats suivants :

26 *mai.* Temp. axillaire 38°, 6. Temp. cuisse droite 38°, 3. Temp. de la cuisse gauche, 38°, 4.

Le 28. Temp. axillaire 39°, 6.

Le 29. Temp. axillaire 39°, 4.

Le 30, matin, 40°, 4. Soir, 41° (deux heures avant la mort).

A l'autopsie on trouva une *thrombose* en voie d'organisation assez avancée du système artériel du bassin et des extrémités inférieures. Le caillot remontait dans l'aorte abdominale sur une étendue de 2 centimètres environ et se terminait en pointe. Les artères iliaques et fémorales étaient oblitérées dans leur totalité.

Le cœur était parfaitement sain ; l'aorte présentait quelques plaques athéromateuses.

Observation XII (1).

Un soldat de 22 ans, convalescent d'érysipèle, fut un soir pris subitement de violentes douleurs dans les membres

(1) *Tutschek : in Centralsblatt,* — 18, p. 15173.

inférieurs, de tiraillements, de sensation de brûlure avec lourdeur au mouvement.

Le lendemain matin, les pieds, les jambes, le tiers inférieur des cuisses étaient glacés : la peau était couverte de vésicules, les unes isolées, les autres réunies par groupes : la sensibilité était diminuée, disparue dans les pieds ; la paralysie motrice était absolue. Les mouvements communiqués provoquaient de violentes douleurs. Il n'y avait plus de battements artériels dans les membres inférieurs. Le pouls radial était de force moyenne : 100 pulsations à la minute. A l'auscultation du cœur on percevait un léger souffle après le premier bruit. Le malade succomba vingt-quatre heures après les premiers accidents.

A l'autopsie, le cœur fut trouvé gros ; de nombreux caillots, les plus gros du volume d'une noisette, étaient fermement intriqués entre les piliers et les colonnes du ventricule gauche. L'aorte était remplie par une coagulaion de 5 centimètres et demi de long, qui se prolongeait dans les artères iliaques : ce caillot parut constitué par un embolus parti du cœur, arrêté au niveau de la bifurcation de l'aorte et recouvert à ses extrémités de coagulations récentes. Il y avait un infarctus dans la rate, un caillot dans la veine rénale gauche.

Observation XIII.

Oblitération de l'aorte par un caillot; claudication intermittente; puis paraplégie, par M. Jean.

La nommée X..., Marie, âgée de 38 ans, admise à la Salpétrière, est morte dans le service de M. Luys, d'une

(1) *Bull. Soc. anat.* page 232 (avril 1875)

diarrhée cholériforme, 10 heures après son entrée à l'infirmerie.

L'autopsie, faite 24 heures après la mort, a révélé une psorentérie très manifeste avec altération et destruction presque complète de la muqueuse intestinale. Le sang était épais, visqueux, noirâtre. Les reins, la rate, le foie étaient fortement congestionnés. Le cœur et l'aorte thoracique ne présentaient pas d'altérations notables, sinon quelques plaques athéromateuses. Quant à l'aorte abdominale elle est le siège des lésions qui font l'objet de cette observation.

Immédiatement au-dessous des piliers du diaphragme, la cavité de l'aorte est oblitérée complètement par un caillot qui s'étend inférieurement dans les artères iliaques primitives et les iliaques internes et externes. Ce caillot, brun-foncé à sa partie supérieure, présente inférieurement une coloration jaunâtre et paraît formé principalement de fibrine. Ce caillòt oblitère complètement les artères iliaques primitives ; de là il pénètre dans les iliaques externes qui sont tout à fait imperméables, tandis que le calibre des hypogastriques est simplement rétréci et réduit au tiers environ de son diamètre. Les artères fémorales sont tout à fait saines.

A 2 centimètres au-dessus de la bifurcation de l'aor,te on remarque une dilatation circonférentielle de ce vaisseau.

Les artères intercostales ne paraissent pas augmentées de volume, mais les lombaires sont manifestement dilatées, et les dernières surtout sont en partie oblitérées par des caillots de même nature. Il résulte de ces faits que la circulation était ralentie dans les membres inférieurs, et que le sang pour y arriver devait suivre le chemin des anastomoses entre la fémorale d'une part et d'autre part les intercostales, les lombaires et la mammaire interne.

En recherchant quelques renseignements sur l'état antérieur de la malade, j'ai appris que cette femme, entrée quelques années auparavant à l'hospice comme infirmière, était restée pendant deux ans à l'infirmerie, et qu'elle présentait des troubles manifestes dans la marche. A la suite de fatigues même légères, elle redevenait subitement presque paraplégique ; elle ne pouvait exécuter que des mouvements très bornés et devait garder le lit; après quelques jours de repos, elle revenait à son état habituel mais à la moindre fatigue. elle traînait de nouveau les jambes et devait forcément se reposer.

Elle demeura deux ans environ dans cet état, pouvant à certains moments marcher et faire son service, tandis qu'à d'autres époques, il lui était impossible de se livrer à aucun exercice.

Il y a quelques mois, la paraplégie devient presque complète, et ne présenta plus le caractère intermittent; aussi la malade fut-elle admise comme infirme dans une division et dut, depuis cette époque garder complètement le lit. L'état de la sensibilité n'a pas été constaté, à cause du peu de temps que la malade a passé dans la salle.

Tous les renseignements précédents, quoique rétrospectifs, paraissent cependant avoir une certaine valeur, puisqu'ils ont été fournis par des personnes ayant vécu deux années avec la malade.

Observation XIV (Résumée).

Observation d'oblitération complète de l'aorte abdominale au nivea de la bifurcation par le docteur Psillander (1).

Un homme de 56 ans ayant eu successivement une bronchite et une péricardite fut pris brusquement de paralysie

(1) Cité par Chvostek, in. Allg. Wien. Med. Zeit.

des membres inférieurs qui devinrent le siège de douleurs déchirantes. Quelques heures plus tard le malade se plaignait vivement. Les douleurs des jambes et des reins allaient en augmentant. Les membres inférieurs étaient insensibles, sans mouvement, la température était abaissée ; les battements artériels étaient à peu près imperceptibles. Les forces étaient prostrées; le pouls petit, insensible. Le malade mourait le troisième jour après le début des accidents.

A l'autopsie on trouva dans le péricarde quelques anses de liquide séro-sanguinolent ; la surface du péricarde était dépolie ; le cœur sans hypertrophie notable, était couvert de graisse ; ses parois étaient minces et friables.

A l'insertion des valvules aortiques on trouvait une dégénérescence graisseuse très prononcée, ainsi qu'au niveau de l'arc aortique et de l'aorte abdominale : dans ce point il y avait un caillot d'un pouce et demi de long, se prolongeant d'un demi pouce dans chaque artère iliaque. Il semble avoir oblitéré complètement la lumière du vaisseau ; son centre est mou, paraît formé par un caillot récent ; les parties périphériques sont fermes, fortement adhérentes aux parois athéromateuses du vaisseau.

Observation XV (Résumée).

Oblitération incomplète de l'aorte abdominale par embolie, obs. publiée par M. Chvostek (1).

Ivan Thaczuk, soldat âgé de 21 ans, ne souffrait que d'un peu de gêne dans la respiration, quand il fut pris dans la nuit du 6 au 7 août de violentes douleurs dans le membre inférieur droit, et une heure après dans le membre correspondant gauche, puis de douleurs à l'hypogastre.

(1) In *Allg. Wien. med. Zeit.*, 1876.

Des compresses froides appliquées sur le ventre calment ces douleurs; mais elles persistent dans les membres inférieurs qui sont le siége de fourmillements. La motilité est diminuée. La peau des extrémités inférieures a une coloration blafarde et les jambes et les pieds sont enflées.

Le lendemain 7 août, le malade est vu par le docteur Chvostek, l'extrémité inférieure gauche a une coloration livide, elle est froide. A droite la température est à peu près normale. Les battements des crurales sont très-faibles, surtout à gauche.

Des frictions avec l'alcool camphré ramènent un peu de chaleur aux extrémités inférieures.

La température générale est élevée, la faiblesse est très-grande. Le premier bruit du cœur est prolongé, le deuxième bruit est renforcé.

L'hypogastre est gonflé, douloureux à la pression : Pas de selles depuis plusieurs jours.

Urine peu abondante.

Les extrémités inférieures sont enflées à partir du genou, la peau est luisante, chaude.

A droite, à partir des orteils jusqu'au tiers inférieur de la jambe, on trouve une coloration d'un rouge bleuâtre due à l'épanchement sanguin. Les parties voisines ont une couleur jaune sale.

A gauche au-dessous de la malléole interne il y a une grande vésicule d'un rouge bleuâtre ; on trouve quelques autres vésicules rougeâtres sur la jambe.

Il y a des douleurs à la pression. Le malade peut cependant remuer le genou, mais les mouvements sont très-limités.

Le pouls des crurales est très-faible, en retard sur celui des radiales. Pouls, 76. — T. soir 39° 4.

8 *août*. Apparition de nouveaux épanchements sanguins et de nouvelles vésicules. Le pouls est cependant un peu

plus fort et le malade souffre moins. Pouls, 84. — T. matin, 38°. — Soir, 38° 6.

10 *août.* La peau des pieds se ride. Les jambes et les pieds sont très chauds. Au niveau des épanchements la peau est d'un vert jaunâtre. Les ganglions inguinaux sont enflammés. T. matin, 37° 4. — Soir, 37° 8.

11 *août.* L'enflure du pied et de la jambe diminue. Les vésicules se rident, le sang commence à se résorber. T. matin, 37° 2. — Soir, 37° 5.

Les battements du cœur ont augmenté d'énergie.

Les vésicules ont beaucoup diminué, à la base de quelques-unes on trouve des eschares.

21 *août.* Les ganglions linguinaux sont enflammés et douloureux à la pression.

24. Les plaies se cicatrisent. La faiblesse est toujours très-grande et c'est avec beaucoup de peine que le malade soutenu par deux hommes peut faire quelques pas.

27 *août.* Ces tentatives ont amené la production de nouveaux épanchements sanguins aux pieds. Il y a eu une selle involontaire pendant la nuit.

Les battements des crurales sont très faibles, le ventre est déprimé et on peut arriver sur la colonne vertébrale. L'aorte abdominale à partir de l'épigastre jusqu'au nombril bat très fort, au-dessous les pulsations ne sont plus perçues.

15 *septembre.* L'amaigrissement est considérable, les parties supérieures de la jambe ne sont plus enflées ; les parties inférieures sont modérément infiltrées ; l'œdème est dur.

La marche est encore impossible. Le malade couché peut remuer cependant ses membres. Les extrémités inférieures se cyanosent facilement si le malade les laisse pendre hors du lit.

L'irritabilité électrique est augmentée dans les muscles de la cuisse et diminuée dans ceux de la jambe. Les ganglions inguinaux sont très enflés.

A droite les parties molles de l'extrémité de la jambe sont un peu racornies ainsi qu'à l'articulation tibio-tarsienne et au dos du pied.

Ce racornissement est plus prononcé à gauche.

Le malade se sert de béquilles; il peut avec beaucoup de peine faire de la sorte quelques pas.

Les battements des crurales sont toujours très faibles, et les pulsations de l'aorte ne sont perçues qu'à un pouce au-dessus de l'ombilic.

Les 2e et 3e vertèbres lombaires proéminent fortement en arrière, même quand le malade est couché; les autres vertèbres lombaires font une saillie moindre.

Les apophyses épineuses semblent être augmentées de volume. Pas de douleurs à la pression. Les apophyses transverses de ces deux vertèbres sont volumineuses et leur largeur dépasse cinq pouces.

Elles forment une tumeur dure, arrondie sur les côtés, recouverte par une couche mince de parties molles.

Le bord externe est douloureux à la pression. Cette tumeur semble élargie du côté des lombes. L'irritabilité reflexe des membres inférieurs n'est pas augmentée.

Dans la position assise, les vertèbres lombaires forment une proéminence convexe d'avant en arrière. Il n'y a pas de douleurs..

M. Chvostek insiste sur la persistance des battements dans les crurales, battements faibles mais non supprimés Il dit aussi n'avoir pas trouvé de circulation collatérale sensiblement développée. Ces deux raisons l'ont conduit à admettre que l'aorte était seulement rétrécie et la brusquerie de l'attaque lui fait penser que les accidents sont dus à une embolie.

Quant à l'explication des phénomènes pour M. Chvostek elle serait la suivante : 1° carie vertébrale et compression de l'aorte déterminant la formation d'un thrombus ; 2° déplacement du thrombus, d'où embolie de l'aorte à sa partie inférieure, suppression incomplète de la circulation dans les iliaques, simple parésie et phénomènes gangréneux peu profonds des membres inférieurs. Enfin amélioration des accidents.

Observation XVI (Résumée).

Oblitération complète de l'aorte abdominale et des artères iliaques primitives par un caillot (1).

Un ouvrier mineur âgé de 47 ayant eu de nombreuses attaques de rhumatisme articulaire, de l'œdème des membres inférieurs, de la dyspnée fut atteint en 1874 d'une broncho-pneumonie gauche. On constata aussi les signes d'un rétrécissement mitral avec asystolie. Le malade guérit de sa pneumonie et quitta l'hôpital. En 1875 il entrait à la Pitié pour des accidents d'asystolie avec catarrhe bronchique et battements cardiaques très irréguliers. Il sortait très amélioré au bout de sept semaines. Il rentrait quelque temps après pour une bronchite. Il pouvait bientôt quitter l'hôpital. Mais quelques jours après il était ramené à la Pitié pour une hémiplégie de la face et des membres, à gauche, avec aphasie.

Ces accidents disparurent peu à peu sous l'influence de l'électrisation méthodique. Il n'y avait plus de bruit anormal au cœur.

Le malade dont l'état s'améliorait fut pris le 22 novembre d'une colite simple consécutive à l'ingestion trop con-

---

(1) Publiée par M. Barié in *Bull. Soc. anat.*, 1876.

sidérable d'aliments peu digestifs. Ces accidents disparurent assez rapidement.

1er *décembre.* Le malade qui n'avait cessé de se plaindre pendant toute la journée, pousse un cri violent vers 8 heures du soir, on s'approche de lui *et on trouve qu'il est devenu subitement paraplégique.*

2 *décembre.* Le matin à la visite, nous trouvons le malade dans l'état suivant :

Paralysie complète de la motilité et de la sensibilité des deux membres inférieurs, la peau des cuisses et des jambes est froide et légèrement visqueuse ; larges plaques violacées disséminées sur tout le tégument. On ne sent pas le battement des fémorales et des pédieuses. — Température : membre droit, 26°, membre gauche 22°.

Les deux membres sont dans une sorte de raideur tétanique, et retombent tout d'une pièce quand on les soulève. — C'est avec peine et en employant toute sa force musculaire qu'on peut imprimer à la jambe un léger mouvement de flexion sur la cuisse. La vessie est distendue par un demi-litre d'urine qu'on évacue avec la sonde.

L'apparition de la paraplégie et les antécédents cardiaques du malade firent porter à M. Desnos le diagnostic : Oblitération de l'aorte par un caillot sanguin.

Le soir les taches violacées des membres s'étaient étendues et avaient pris une teinte noirâtre ; on remarqua en outre que le bras gauche était un peu raide et les doigts de la main fortement contractés dans la flexion. Rien dans le membre supérieur droit. Dans la journée, le malade a eu plusieurs hématémèses, ainsi que des selles involontaires noirâtres. — Je sonde le malade et retire de la vessie une urine sanglante. — Un peu de dyspnée, râles trachéaux. — T. R. 36°4 ; R. 60 ; P. 60. — Le malade qui jusqu'à la fin avait conservé toute sa connaissance meurt à 10 heures du soir.

Autopsie pratiquée le 5 décembre à 8 heures du matin.

Encéphale. — Un petit foyer de ramollissement blanc occupant seulement une partie du noyau lenticulaire de l'hémisphère droit. Les artères de la base de l'encéphale sont normales ; elles ne renferment pas de caillots.

Poumons. — Congestion pulmonaire intense des deux poumons.

Cœur. — Très hypertrophié. — Rétrécissement considérable de l'orifice auriculo-ventriculaire gauche. — La valvule mitrale très épaisse dans toute son étendue est complètement lisse, et ne présente ni nodosités ni ulcérations. — Le *ventricule gauche*, pas plus que les autres cavités cardiaques, ne renferme de caillots volumineux ; on y trouve du sang noir très fluide, dans lequel on peut à peine trouver quelques petites concrétions sanguines. — *L'orifice aortique* et les *sygmoïdes* n'offrent rien de particulier à signaler.

Aorte. — En disséquant avec soin l'aorte, dans toute son étendue, depuis le ventricule gauche jusqu'à sa division en iliaques, nous trouvons que la membrane interne n'est pas malade mais à deux centimètres au-dessus de sa division, l'aorte est oblitérée complètement dans toute sa lumière, par un caillot sanguin noirâtre, très adhérent à la membrane interne ; il est résistant, il ne se déchire pas sous la pression du doigt. Ce caillot qui a les dimensions suivantes :

Longueur dans l'aorte.............. 0, 025 millim.
Largeur............................ 0, 020 —

se bifurque, de même que l'aorte, et va se continuer sans ligne de démarcation, jusqu'à la terminaison des artères iliaques primitives. Dans les artères iliaques primitives, le caillot se prolonge de chaque côté, dans l'iliaque interne, l'iliaque externe et la fémorale. Mais dans ces vaisseaux, il n'a plus la même texture, il est mou, noirâtre, diffluent, sans adhérence à la membrane interne. Du côté droit, le caillot s'étend jusqu'à deux centimètres au-dessus de la poplitée ; à gauche, il est un peu moins long. Dans les artères hypogastriques, le caillot cesse brusquement au moment de la division de ces artères.

L'artère rénale droite est occupée par un caillot de 5 centimètres de long, qui n'a pas la moindre communication avec celui de l'aorte; il cesse au niveau de l'entrée de l'artère dans le hile. *Les artères du tronc cœliaque* sont normales, ainsi que les *deux artères mésentériques*, que j'ai pu suivre très loin, sans y rencontrer le moindre caillot. — Le *foie*, la *rate*, les *reins* sont normaux; on n'y trouve pas d'infarctus.

Estomac. — La muqueuse est congestionnee. — La cavité stomacale est remplie de sang noirâtre à moitié digéré.

Intestins. — Congestion très intense de la muqueuse du gros intestin; on aperçoit, sur la muqueuse rectale, qui est violacée, quelques petites ulcérations en cupules.

INDEX BIBLIOGRAPHIQUE.

THOMAS GOODISSON. — *Bull. de la Faculté*, 6.

BARTH. — *Arch. génér. de méd.,* 1835, 2e série, T. VIII.

LE BRET. — *Bull. Soc. anat.*, 1848.

GULL. — *Guy's hosp. rep. third serie*, vol. III, 1857.

O. KECKMANN. — *Beitrage zur experim. Pathologie anal. in Schmit's Jahrbuch*, 1859, T. 103.

ZIELONKO. — *Pathologis-anatomische und experimentelle studien über hypertrophier der Herzen. Wirchows archiv.* T. 4. XXI.

HERVIEUX. — *Traité des maladies puerpérales.*

CHARCOT. — *Mémoir. sur la claud. interm*; 1858, *Soc. de Biol.*

G. SÉE. — *Pathol. expérim.*

HIJELT. — *Vichow. Jahrb.*, 1871.

POZZI. — *Bull. Soc. anat.* Janv.

DUPUY. — Id., nov.

TUTSCHEK. — *Centralsblatt*, 1873.

VULPIAN. — *Ecole de méd.*, 1874.

JEAN. — *Bull. Soc. anat.*, 1875.

BARIÉ. — *Bull. Soc. anat.*, 1876.

CHVOSTEK. *Ein fall von Thromb. und Emb. der aorta abdominalis, All. Wien. Med. Zeit*, 1876.

BALL et CHARCOT. — *Dict. encycl.*, T. V.

POTAIN. — *Cliniques*, 4 avril 1879 et 30 nov. 1883.

DU CASTEL et BARIÉ. — *Arch. gén. de méd.*, janv. 1881.

324

www.ingramcontent.com/pod-product-compliance
Ingram Content Group UK Ltd.
Pitfield, Milton Keynes, MK11 3LW, UK
UKHW021005200726
13857UKWH00001B/1279